大医传承文库·名老中医经验传承系列

林兰经验传承

——三型辨治糖尿病临床实践

主编 倪 青

全国百佳图书出版单位

中国中医药出版社

·北 京·

图书在版编目（CIP）数据

林兰经验传承：三型辨治糖尿病临床实践 / 倪青主编 . -- 北京：中国中医药出版社，2025. 7. --（大医传承文库）.

ISBN 978-7-5132-9653-3

Ⅰ. R259.871

中国国家版本馆 CIP 数据核字第 202591ZH27 号

中国中医药出版社出版

北京经济技术开发区科创十三街 31 号院二区 8 号楼

邮政编码 100176

传真 010-64405721

廊坊市佳艺印务有限公司印刷

各地新华书店经销

开本 710×1000 1/16 印张 7.75 字数 117 千字

2025 年 7 月第 1 版 2025 年 7 月第 1 次印刷

书号 ISBN 978 - 7 - 5132 - 9653 - 3

定价 39.00 元

网址 www.cptcm.com

服务热线 010-64405510

购书热线 010-89535836

维权打假 010-64405753

微信服务号 zgzyycbs

微商城网址 https://kdt.im/LIdUGr

官方微博 http://e.weibo.com/cptcm

天猫旗舰店网址 https://zgzyycbs.tmall.com

如有印装质量问题请与本社出版部联系（010-64405510）

林兰经验传承——三型辨治糖尿病临床实践
编委会

主　审　林　兰

主　编　倪　青

副主编　庞　晴

编　委　陈　岩　包银兰　王　泽　汤怡婷　陈玉鹏

《大医传承文库》
顾 问

顾 问（按姓氏笔画排序）

丁 樱	丁书文	马 骏	王 烈	王 琦	王小云	王永炎
王光辉	王庆国	王素梅	王晞星	王辉武	王道坤	王新陆
王毅刚	韦企平	尹常健	孔光一	艾儒棣	石印玉	石学敏
田金洲	田振国	田维柱	田德禄	白长川	冯建华	皮持衡
吕仁和	朱宗元	伍炳彩	全炳烈	危北海	刘大新	刘伟胜
刘茂才	刘尚义	刘宝厚	刘柏龄	刘铁军	刘瑞芬	刘嘉湘
刘德玉	刘燕池	米子良	孙申田	孙树椿	严世芸	杜怀棠
李 莹	李 培	李曰庆	李中宇	李世增	李立新	李佃贵
李济仁	李素卿	李景华	杨积武	杨霓芝	肖承悰	何立人
何成瑶	何晓晖	谷世喆	沈舒文	宋爱莉	张 震	张士卿
张大宁	张小萍	张之文	张发荣	张西俭	张伯礼	张鸣鹤
张学文	张炳厚	张晓云	张静生	陈彤云	陈学忠	陈绍宏
武维屏	范永升	林 兰	林 毅	尚德俊	罗 玲	罗才贵
周建华	周耀庭	郑卫琴	郑绍周	项 颗	赵学印	赵振昌
赵继福	胡天成	南 征	段亚亭	姜良铎	洪治平	姚乃礼
柴嵩岩	晁恩祥	钱 英	徐经世	高彦彬	高益民	郭志强
郭振武	郭恩绵	郭维琴	黄文政	黄永生	梅国强	曹玉山
崔述生	商宪敏	彭建中	韩明向	曾定伦	路志正	蔡 淦
臧福科	廖志峰	廖品正	熊大经	颜正华	禤国维	

总 前 言

　　名老中医经验是中华医药宝库里的璀璨明珠，必须要保护好、传承好、发扬好。做好名老中医经验的传承创新工作，就是对习近平所提出的"传承精华，守正创新"的具体实践。国家重点研发计划"基于'道术结合'思路与多元融合方法的名老中医经验传承创新研究"项目（项目编号：2018YFC1704100）首次通过扎根理论、病例系列、队列研究及数据挖掘等定性定量相结合的多元融合研究方法开展名老中医的全人研究，构建了名老中医道术传承研究新范式，有效地解决了此前传承名老中医经验时重术轻道、缺乏全面挖掘和传承的方法学体系和研究范式等问题，有利于全面传承名老中医的道术精华。

　　基于扎根理论、病例系列等多元研究方法，项目研究了包括国医大师、院士、全国名中医、全国师承指导老师等在内的136位全国名老中医的道与术，在项目组成员的共同努力下，最终形成了系列专著成果。《名老中医传承学》致力于"方法学体系和范式"的构建，是该项目名老中医传承方法学代表作。本书首次提出了从"道"与"术"两方面来进行名老中医全人研究，并解析了道术的科学内涵；介绍了多元融合研究方法，阐述了研究实施中的要点，并列举了研究范例，为不同领域的传承工作提供范式与方法。期待未来更多名老中医的道术传承能够应用该书所提出的方法，使更多名老中医的道术全人精华得以总结并传承。《全国名老中医效方名论》汇集了79位全国名老中医的效方验方名论，是每位名老中医擅治病种的集中体现，荟萃了名老中医本人的道术大成。《走近国医》由课题组负责人、课题组骨干、室站骨干、研究生等组成的编写团队完成，阐述从事本研究工作中的心得体会，展现名老中医带给研究者本人的收获，以期从侧面展现名老中医的道术风采，并为中医科研工作者提供启示与思考。"大医传承文库·疑难病名老中医经验集萃系列"荟萃了以下重大难治病种著作：《脑卒中全国名老中医治验集萃》《儿科病全国名老中医治验集萃》《慢性肾炎全国名老中医治验集萃》《慢性肾衰竭全国名老中医治验集萃》《糖尿病全国名老中医治验集萃》《慢性肝病全国名老中医治验集萃》《慢性阻塞性肺疾病全国名老中医治验集萃》《免疫性疾病全国名老中医治验集萃》《失眠全国名老中医治验集萃》《高血压全国名老中医治验集萃》《冠心病全国名老中医治验集萃》《溃疡性结肠炎全国名老中医治验集萃》《胃炎全国名老中医治验集萃》《肺癌全国名老中医治验集萃》《颈椎病全国名老中医治验集萃》。这些著作集中体现了名老中医擅治病种的精粹，既包括学术思想、学术观点、临证经验，又有典型病例及解读，可以从书中领略不同名老中医对于同一重大难治病的不同观点和经验。在"大医传承文库·对话名老中医系列"中，我们邀请名老中医讲述成才故事、深入解析名老中医道术形成过程，让读者体会大医精诚，与名老中医隔空对话，仿佛大师就在身边，领略不同大医风采。"大医传承文库·名老中医经验传承系列"在扎根理论、处方挖掘、典型病例等研究结果的基础上，生动还原了名老中医的全人道术，既包含名老中医学医及从医过程中的所思所想，突出其成才之路，充分展现了其学术思想形成的过程及临床诊疗专病的经验，又讲述了名老中医的医德医风等经典故事，总结其擅治病种的经验和典型医案。"大医传承文库·名老中医带教问答录系列"通过名老中医与带教弟子一问一答的形式，逐层递进，层层剖析名老中医诊疗思维。在师徒的一问一答中，常见问题和疑难问题均得以解析，读者如身临其境，深入领会名老中医临证思辨过程与解决实际问题的思路和方法，犹如跟师临证，印象深刻、领悟透彻。"大医传承文库·名老中医特色诊疗技术系列"展示了名老中医的特色诊法、推拿、针灸等特色诊疗技术。

期待以上各个系列的成果，为读者生动系统地了解名老中医的道术开辟新天地，并为名老中医传承事业作出一份贡献。

以上系列专著在大家协同、团结奋斗下终得以呈现，在此，感谢科技部重点研发计划的支持，并代表项目组向各位日夜呕心沥血的作者团队、出版社编辑人员一并致谢！

总主编　谷晓红

2023 年 3 月

前　言

传承精华，守正创新。2019 年 10 月 25 日，中华人民共和国成立以来第一次以国务院名义召开的全国中医药会议在京召开，习近平总书记对大会作出重要指示和批示；2019 年 10 月 26 日，《关于促进中医药传承创新发展的意见》印发。这些具有标志性的事件昭示着中医药迎来天时、地利、人和的大好时机，将开启传承创新发展的新征程。名老中医具有深厚的人文底蕴，精深的学术造诣，丰富的临床经验，是影响中医药事业创新发展的关键所在。

林兰，生于 1938 年 8 月，教授，主任医师，首席研究员，博士研究生导师，享受国务院政府特殊津贴专家。林教授 18 岁时以总分全县第一名的优异成绩考入上海中医学院医疗系，1963 年毕业。林教授曾较长时间跟随程门雪、金寿山、张伯臾、陆瘦燕、庞泮池等 10 余位著名中医专家学习，积累了丰富的临床经验，具有高超的医术。林教授因品学兼优，于 1963 年被分配到北京工作，20 世纪 70 年代中期于北京协和医院进行研修学习。她 1975 年在河北涿州开门办学，1976 年参与创建了广安门医院内分泌科。林教授从医 60 余年，现为广安门医院内分泌科主任医师，中国中医科学院首席研究员，国家中医药管理局内分泌重点学科学术带头人，首都国医名师，中央保健委员会会诊专家，国家药品监督管理局药品评审专家；曾任中国中西医结合学会糖尿病、内分泌专业委员会主任委员，中华医学会理事等多项社会兼职。林教授临床擅长治疗糖尿病及其并发症、甲状腺疾病及内科疑难病症，是我国著名的糖尿病专家，具有很高的学术建树、声誉和影响力，是本学科领域的著名专家，全国名老中医。

林教授酷爱中医事业，熟读中医学经典著作，博览医籍，刻苦钻研医术。她长期从事中西医结合内分泌代谢病研究，积累了丰富的经验，并综合各家所长，不断创新，取得了丰硕成果。林教授结合自己的临床实践，总结出一整套独特的内分泌疾病辨证治疗规律。她提倡"发皇古义，融贯中西"，提出糖尿病"三型辨证"理论，发展并完善了中医学消渴、消渴病的相关理论，为糖尿病中医辨证论治提供了新的方法。糖尿病"三型辨证"理论将糖尿病辨证分为阴虚热盛、气阴两虚、阴阳两虚3型，分别反映了糖尿病早、中、晚3个阶段。其中，阴虚热盛型病程短、病情轻、并发症少而轻，表现为以胰岛素抵抗为主的早期阶段；气阴两虚型病程较长、发病年龄较大、有诸多较轻并发症，表现为以胰岛素抵抗为主的中期阶段，是糖尿病病情转机的关键证型；阴阳两虚型病程长、年龄较大、并发症多且严重，表现为以胰岛功能衰竭为主的糖尿病晚期阶段。糖尿病"三型辨证"理论的病情演变符合西医学将糖尿病分为胰岛素抵抗、胰岛 β 细胞功能紊乱、胰岛 β 细胞功能衰竭的规律。该理论自1986年起被卫生部药政部门纳入《新药（中药）糖尿病（消渴病）临床研究指导原则》，一直沿用至今。从20世纪70年代至今，她根据糖尿病临床实践，进一步提出将"益气养阴法""活血化瘀法"作为糖尿病及其并发症的治疗大法，并研制出一系列中药新药，如上市药"降糖甲片""渴乐宁胶囊""芪蛭降糖胶囊""渴络欣胶囊"等；国家专利品种"糖心平胶囊""渴络欣胶囊""芪蛭降糖胶囊"等。其中，"渴乐宁胶囊""芪蛭降糖胶囊"入选国家医保目录和国家保护产品。"糖心平胶囊""甲亢宁胶囊""芪蛭降糖胶囊""渴络欣胶囊"均获国家发明专利。"降糖通脉宁胶囊""糖心平胶囊"和"糖微康胶囊"等制剂深受海内外患者的信赖。林教授在甲状腺疾病的治疗领域亦颇有建树。从20世纪80年代起，她提出阴虚阳亢证型为甲状腺功能亢进疾病的基本证型，拟定了滋阴潜阳、化痰散结的"甲亢宁胶囊"（获国家专利），临床应用30余年，安全、有效。

林教授言传身教，先后培养硕士研究生23名，博士研究生22名，博士后12名，传承博士研究生4名，传承博士后3名；国家210工程学科带头人 4 名，西部地区专科人才 2 名，名医传承师带徒逾百人。在临床、科研工作十分繁重的情况下，她还多次参加了支援老少边穷地区的工作。尤为可贵的是，林教授亲自帮助酒泉市中医院和佛山市中医院建立了内分泌科室，培养起当地的内分泌学科带头人。据了解，现在这两所医院在糖尿病防治领域颇有建树。林教授多次被评为"优秀共产党员""全国三八红旗手""优秀女科技工作者"。林教授曾担任 40 多项社会职务，多次应邀参加国外学术交流，曾执行援外保健任务，为日本、韩国、卡塔尔、哈萨克斯坦等国家领导人诊疗疾病。

在科研上，林教授治学严谨，她经过不懈努力，创建了糖尿病"三型辨证"理论；在国内率先提出血瘀与糖尿病血管病并发症的相关理论学说，得到国内同行的认可和普遍引用，为进一步开展糖尿病及其并发症的中药新药开发提供评价标准，提高中医和中西医结合对糖尿病并发症的防治水平；较早成功建立了糖尿病心、脑、肾等动物模型，建立了与糖尿病相关的细胞培养和基因表达研究方法；先后承担国家自然科学基金课题 6 项，国家中医药管理局课题 5 项，国家科技攻关课题 3 项。林教授牵头国家"九五"攻关课题"糖微康治疗糖尿病肾病研究"，在早期糖尿病肾病的临床应用上取得较好疗效；在国内首次采用脱氧核糖核酸（DNA）甲基化酶、核糖核酸（RNA）聚合酶、核糖核酸酶（Rnase）等技术，探讨糖尿病肾病病因病机和中药作用的分子靶点，并从细胞学和血清药理学角度阐述糖尿病肾病的病机和中药制剂"糖微康"的作用机制。林教授牵头国家"十五"攻关课题"中医药对糖尿病早期微血管病变进展的影响"，采用多中心、大样本、随机对照原则，旨在探讨中医药是否能降低 2 型糖尿病早期微血管并发症的发生率、改善率和缓解率；首次将英国前瞻性糖尿病研究（UKPDS）方法和糖尿病控制与并发症研究（DCCT）方法应用于中医药临床研究领域；率先在国内开展糖尿病微血管并发症中医药规范治疗方案研究。

林教授每年院内外会诊 100 次以上，应邀参加国内外讲学 20 余次，多次成功主持全国中西医结合内分泌代谢病学术研讨会，多次举办全国中西医结合高级培训班，参加国际内分泌会议 10 次，促进了中西医结合治疗糖尿病及并发症的深入研究、推广和国际交流，为弘扬祖国医学及推广中医药治疗内分泌系统疾病的经验做出了卓越的贡献。

"圣人以劳为福，以逸为祸"是林教授经常教导医师及学生的名言。林教授先后承担国家"九五""十五""十一五"攻关课题、科技部重大新药创制专项、国家自然科学基金课题、国家中医药管理局课题等 20 余项；发表论文 100 余篇，出版学术专著 8 部、参编 10 余部；制订《糖尿病中西医结合诊疗规范》《WHO 西太区用于 2 型糖尿病的传统医学临床实践指南》。林教授的工作成果得到国家和社会的认可，曾先后荣获国家部级重大科技成果乙等奖 1 项，对外贸易经济科学技术重大成果二等奖 1 项，国家中医药管理局科技进步奖三等奖 1 项，中国中医研究院科技成果二等奖 3 项、三等奖 2 项，中国中西医结合学会一、二等奖各 1 项，中国中医药研究促进会科技进步奖一等奖 1 项，北京市科技进步奖二等奖 1 项、三等奖 2 项。

老牛自知夕阳晚，不用扬鞭自奋蹄。林教授从医 60 余年来，始终坚持以临床为基础、以科研为前提，坚守临床一线，平均年门诊量达 6000余人次。她学验俱丰，不仅以严谨、务实、求真的学术之风熏陶、培养多位临床医师及学生，而且以友善、宽仁、厚德的大医风范惠泽无数患者。

本书基于"道术结合"思路与多元融合方法进行林教授的经验传承创新研究，通过访谈，汇集林教授本人、弟子、同事、亲友等提供的真实内容，同时参阅既往林教授及其弟子的著作及期刊，收录林教授治疗的临床医案，全过程、全方位地挖掘林教授经验。本书上篇为"大医之道"，以价值观念、思想道德、文化精神为切入点，重点阐述了林教授的精神境界，同时通过对其学术渊源与学术观点的叙述，介绍了林教授临证思维形成的过程；下篇为"大医之术"，详细论述了林教授的临证技法，包括辨治方法、诊疗技术、用药特点及核心方药，收录整理了林教授临床治疗糖尿病及其并发症、甲状腺疾病、内分泌相关代谢性疾病的真实案例，并附医案点评。本书受国家重点研发计划项目资助——基于"道术结合"思路与多元融合方法的名老中医经验传承创新研究（项目编号：2018YFC1704100），第二课组：东部地区名老中医学术观点、特色诊疗方法和重大疾病防治经验研究（课题编号：2018YFC1704102）。

本书编委会

2025 年 4 月

目　录

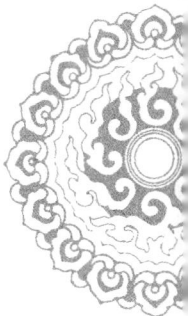

下篇　大医之术

上篇　大医之道

第一章　精神境界

第一节　价值观念

一、以德统才

《礼记》有云："德成而上，艺成而下。"德为根本，如果一名医生没有医德，其医技便无从谈起。林兰认为，高尚的医德在医务人员的道德品质中占有重要地位，它是一切医疗行为的前提条件。唐代名医孙思邈云："大医精诚。"精者，医术高超；诚者，医德高尚。所谓大医，既要有济世之才，更要有济世之德。

林兰医术高明，她高尚的医德更为人所称道。林兰虽至耄耋之年，仍出诊奔忙，从不计较报酬之多寡。她从不接受患者请客或红包，遇到贫困的患者总是免费看病、出诊，甚至免费寄药。1997年冬天，一位湖南长沙市张姓患者，身患糖尿病18年，经人介绍专程到北京请林兰诊治。林兰根据患者的有关理化检查结果，予"降糖颗粒""降糖通脉宁"配合西药格列本脲治疗。1个月后，患者多年的高血糖降至正常范围，后以中药维持，半年未见反复，并恢复了正常工作。患者专程又从长沙赶来，拿出1000元现金作为酬谢，林兰坚决地说："治病救人是我分内的事，我上班政府给我发工资，你的钱还是留着治病用吧！"还有一位青海的患者得了甲状腺功能亢进症（简称"甲亢"），看遍当地大小医院，花费数千元无效，慕名到北京请林兰诊治。人地生疏，患者找到广安门医院时林兰已经结束了门诊，便通过门诊办给林兰打电话。林兰当时正在家中吃饭，听到消息后当即放下碗筷，来到诊室，免费给患者进行了详细的诊断和治疗，并讲解有关防治知识。患者感激不尽，在林兰的治疗下很快病情得到了控制。

林兰多次强调，医生对待患者要有满腔的热情。医生的服务对象是罹患疾病的患者，他们的身心处于痛苦之中。中国传统医道中有句话："医者父母心。"医生要把患者视为自己的父母、兄弟、姐妹，给患者送去温暖和希望。在情感上，医生要维护患者的尊严，尊重患者的人格，关心患者的生命价值；在言语行动上，医生要杜绝漠不关心、麻木不仁的行为，努力给患者带来温暖和体贴，这便是所谓的"待患若亲"。

近年来，医疗纠纷时有发生，医患关系有待改善。林兰认为，对于这种社会现状，既要谴责犯罪行为，同时也应当自省。医乃"活人仁术"，"医以德为本，无德不成医"。医生要反思是否真正对待患者如亲人，是否真正做到了"急他们之所急，想他们之所想"。林兰强调，医生要抱楚为痛，对待患者需要医生与之共情。医生治疗疾病不可只看到疾病本身，要牢记治病是治生病的人；切不可将人视为机器，认为治的不过是一堆器械和化学成分。医学虽然不等于人文，但少不了人文性，即人文关怀。医生需要通人情，只有充分体会到患者的痛苦，才能更有疗疾动力。

有耐心是林兰行医风格的一大特点。她常说，医生要有耐心，要学会容忍与克制。医生面对的是不同年龄、不同性别、不同病种、不同病情的患者，情感的流露与表达都必须以患者的利益为重，这有益于患者康复。对于焦虑不安的患者，医生要以容忍来安慰、说服患者；对于对治疗不理解，甚至误解医生的患者和家属，医生要耐心地进行解释；对于门诊患者，医生应耐心地解答他们的问题，具体到药物如何服用、如何煎煮中药等；对于那些年纪大、记忆力差、听力又不好的患者，医生应该更有耐心；对于住院患者，因为他们的病情更严重些，医生要多查房、多与患者和家属沟通，使患者无论从心理上还是身体上都得到比较满意的治疗。良好的医德修养并不是一朝一夕就能成就的，林兰用60余年的时间脚踏实地，严格要求，认真践行"医者仁心"。

林兰说，医生必须明白，自己的经验是患者以性命相托、医患共同努力的结果。医生要德才兼备，德是第一位的，良好的医德要求提供医疗服务的人具有良好的道德水平和工作作风。医生要有职业责任感，有为人民健康服务的义务感，自觉地把医德作为自己职业生活的指南，使其成为一种自觉的追求、内在的信念、良好的习惯。

二、以医进德

医乃仁术，奉德为先，术为医之本。林兰常言，医生仅有一颗仁慈之心是不够的，还要有精湛的医术。医而无术，则不足以生人。正如孙思邈所云："学者必须博极医源，精勤不倦，不得道听途说，而言医道已了，深自误哉。"所谓"大医精诚"，"精"即医术精通，这是对每位医生的基本要求。因此，以人为本、尊重生命，需要依靠精湛的医术实现。药王孙思邈认为，医道是"至精至微之事"。清代医学家徐大椿提出："医，小道也，精义也，重任也。"所以，作为医生就要不断学习钻研、精通医术、提升本领，要严谨求实、精益求精、遵循规范、谨慎操作，只有技术上求精、操作上求细、微小之处慎之，才能体现以人为本、敬畏生命的医德素养，真正促进健康和保护生命。

林兰常说："医海无涯，学无止境。"她对中医研精覃思，对医学学习精勤不倦。即使平时工作繁忙，林兰仍充分利用休息时间钻研经典。《伤寒论》《金匮要略》《温病条辨》《神农本草经》《黄帝内经》（简称《内经》）是林兰的案头必备书，其中她最推崇《伤寒论》和《金匮要略》。她认为，中医基本功非常重要，中药、方剂、中医基础理论一定要扎实，只有这样，遣方用药才能切中肯綮，君、臣、佐、使的组方原则才能清晰。她认为，学习中医，阅读书籍要有一定的顺序，要循序渐进。比如，首先要读《黄帝内经》，以奠定医理基础，并对方药有所涉猎；其次读《伤寒论》；再次读《金匮要略》；最后读《温病条辨》《神农本草经》。学中医者要熟读经典著作，触类旁通，这是贯彻始终的学问。纸上得来终觉浅，绝知此事要躬行。林兰认为，在学习经典的过程中要自己总结其中规律性的论述，通过自己一番努力所得出的知识，与直接借鉴别人所得的知识，其体会是截然不同的。她仍记得上大学时金寿山先生曾对他们说："我对《伤寒论》是下过一番功夫的。以方归类，做过；以证归类，也做过。还写出自己的见解，即按语。那时所见不广，不知道这些归类前人早已做过，而且做得远远比我好。但这个工作并没有白做，因为经过自己整理，才能把古人的东西变成自己的东西，不至于被《伤寒论》注家牵着鼻子走。夜郎自大要不得，敝帚自珍却有道理。"

林兰行医 60 余载，面对每一名患者，她都严谨不苟。她对自己的临床要求非常严格，用药简练、配伍精当，选方多以经方为主，兼及时方等各家学说，每方有来源，加减有依据。《大医精诚》言："博极医源，精勤不倦。"林兰一生以此为座右铭，身体力行，刻苦钻研中医。

林兰虽然承担着繁重的医疗工作，但仍不忘投身于科研，努力将中医学诊疗方法做到明确化、可操作化、标准化。她经过不懈努力，创建了糖尿病"三型辨证"理论，并制订了《糖尿病中西医结合诊疗规范》等标准规范。林兰在国内率先提出血瘀与糖尿病血管病并发症的相关理论学说，得到国内同行的认可和普遍引用，为进一步开展糖尿病及其并发症的中药新药开发提供了评价标准，提高了中医和中西医结合对糖尿病并发症的防治水平。林兰较早成功地建立了糖尿病心、脑、肾等动物模型，并建立与糖尿病相关的细胞培养和基因表达的研究方法。林兰先后承担国家自然科学基金课题项目、国家中医药管理局课题项目、国家科技攻关课题项目等。由林兰牵头的国家"九五"攻关课题"糖微康治疗糖尿病肾病研究"，其研究成果在早期糖尿病肾病的临床应用上取得较好疗效；该项目在国内首次采用甲基化酶、聚合酶等技术，探讨糖尿病肾病病因病机和中药作用的分子靶点，并从细胞学和血清药理学角度，阐述糖尿病肾病的病机和中药糖微康的作用机制。由林兰牵头的国家"十五"攻关课题"中医药对糖尿病早期微血管病变进展的影响"，采用多中心、大样本、随机对照原则，旨在探讨中医药是否能降低糖尿病早期微血管并发症的发生率、改善率和缓解率；该项目首次 UKPDS 和 DCCT 应用于中医药临床研究领域，率先在国内开展糖尿病微血管并发症中医药规范治疗方案研究。林兰的糖尿病"三型辨证"理论体系,对当代糖尿病中医证治领域的消渴病病名、病因病机、证候诊断进行规范化研究,引导了糖尿病个体化诊疗的新模式。

林兰不断精进医术,将科研成果转化、反馈于临床,惠及广大患者。她常参加义诊,向群众普及内分泌常见病、多发病的防治及用药知识,免费为群众发放各类药品和健康宣传资料。除了为国内患者诊病,林兰还为国外患者治疗。1992年6月,为了帮助切尔诺贝利核电站当地医疗部门开展工作,中国政府组建了中国专家赴白俄罗斯共和国援外医疗队,林兰作为医疗队副队长奔赴白俄罗斯首都明斯克,对当地患者进行救治。这是一支由中医(含针灸)和放射医学专家组成的队伍,运用中草药、中成药、针灸治疗核放射病,由中方根据中国与白俄罗斯政府间的卫生合作协定派出,为消除切尔诺贝利核电站事故后果而无偿工作。医疗队由于工作出色,受到当地患者及卫生主管部门的交口称赞,白俄罗斯中央电台还做了专门报道。当工作期满,医疗队即将回国时,经当地卫生部门一再挽留,援外医疗队的援助时间由6个月增加到9个月。在此期间,林兰用中药治疗了212例放射性甲状腺疾病患者,都取得了很好的疗效,其中包括72名甲状腺癌患者,还有很多在核泄漏时还在母腹中的胎儿。曾有一位来自戈梅利地区的青年妇女叫瓦列塔娜,她当时被确诊为恶性突眼伴甲状腺功能亢进,林兰运用中医理论,辨证其为阴虚阳亢、痰瘀交阻。用药4周后,患者症状消失,感觉良好。经B超检查,患者甲状腺腺体增大、分布不均匀的现象明显改善。

博极医源、精勤不倦,不断提高自身医术是谓"见自己";深研学术、开拓创新,不断探索医学真知是谓"见天地";无私奉献、惠及百姓,为世界各地民众解除疾厄是谓"见众生"。林兰躬行实践、力学笃行、以医进德,无愧"名师"称号。

三、医不逐利

医者要以仁义为先,淡泊名利。林兰曾多次强调,医学不是追逐钱财的工具,医者不能贪图钱财。《外科精要》云:"或有医者,用心不臧,贪人财利，不肯便投的当伐病之剂，唯恐效速而无所得，是祸不极，则功不大矣。"明确反对不专心治病而唯利是图的行为。《外科正宗》提出医者戒条："一戒：凡病家大小贫富人等，请视者便可往之。勿得迟延厌弃，欲往而不往，不为平易。药金毋论轻重有无，当尽力一例施与，自然生意日增，毋伤方寸。二戒：凡视妇女及孀妇、尼僧人等，必候侍者在傍，然后入房诊视。倘傍无伴，不可自看。假有不便之患，更宜真诚窥视，虽对内人不可谈此，因闺阃故也。三戒：不得出脱病家珠珀珍贵等送家合药，以虚存假换。如果该用，令彼自制入之，倘服不效，自无疑谤。亦不得称赞彼家物色之好。凡此等非君子也。四戒：凡为医者，不可行乐登山，携酒游玩，又不可片时离去店中。凡有抱病至者，必当亲视，用意发药。又要依经写出药帖，必不可杜撰药方，受人驳问。五戒：凡娼妓及私夥家请看，亦当正己，视如良家子女，不可他意儿戏，以取不正。视毕便回。贫窘者药金可璧病回，只可与药，不可再去，以图淫邪之报。"

林兰曾说："大夫应自觉让个人利益服从于广大群众利益，以正当方式取得报酬，遇到贫困患者应尽量少收诊费或免费治疗。"林兰是具有突出贡献的专家，且年事已高，按照医院规定，她一周只需出半天特需门诊即可。但考虑到特需挂号费用贵，为照顾经济条件不好的患者，她虽为名医，但仍每周出普通专家门诊。有时候遇到经济拮据的患者，林兰甚至还主动用自己的工资垫付医药费。曾有一位来自我国东北部地区的母亲带着她20岁左右的女儿来看病，当时她女儿的病情比较严重，且状态也不太好，很瘦，脾气急躁，还在发热。经过一番诊断，林兰认为这是甲亢合并红斑狼疮发作，于是给她女儿开出药方后建议住院治疗。这位母亲听后表示感谢，就带她女儿下楼办理住院去了。没过多久，这位母亲拿着住院证找到林兰，说由于母女在京已有1周，身上只有2000元，不够交住院押金，而她的家人下午才到医院，需要林兰签字保证才能办理住院。林兰听后毫不犹豫地在住院证上签了字，这位母亲被林兰感动得热泪盈眶。在吃了林兰开的药后，她女儿第二天就退了烧，病情得到了缓解。

医不逐利除了要以仁义为先、淡泊名利外，还要积极共享知识成果，以促进医学发展。自古以来，无数杰出的医家无私地将个人的医学成果公开发表，以此提高社会医学水平，实现济世的愿望。对林兰来说，几十年辛苦探索积累的医学经验虽然很珍贵，但不及天下苍生的性命贵重。林兰对自己的研究成果从不保守，而是毫无保留地传授给别人，积极与同道交流、分享经验，希望用这些宝贵的研究成果护佑苍生、促进医学发展。她研制"降糖甲片""降糖通脉宁胶囊""糖微康胶囊""甲亢宁胶囊"等药，提出糖尿病"三型辨证"理论等，其目的都是让广大患者直接受益、尽快康复。她利用一切可能的机会与业内同道交流、切磋，在科内、院内和院外进行学术交流、演讲、讲座等。她曾到台湾彰化医院讲学 2 次，出国讲学 12 次，极大地促进了中西医结合治疗糖尿病及其并发症的联合研究、宣传推广和国内外的交流。为了更好地促进医学交流，推动中西医结合治疗糖尿病的进展，林兰于 1993 年在中国中西医结合学会的领导和支持下，团结全国中、西医学专家学者，成立了中国中西医结合学会糖尿病专业委员会。专业委员会成立后，她成功地组织了 9 次全国中西医结合糖尿病学术会议、9 次全国中西医结合高级培训班，有力地推动了中西医结合治疗糖尿病工作在全国的蓬勃开展。第一、第二和第三届全国中西医结合糖尿病学术会议，林兰都是亲力亲为，从一点一滴做起，无论是联系专家、布置会场，还是安排会议日程，她都细致把关，一一过问，确保会议高质量完成，取得了极大成功。在学术会议上，林兰无私分享了她治疗糖尿病的临床经验、总结了延缓糖尿病及其慢性并发症的医学进展，并指出在糖尿病前期，益气养阴、活血化瘀的中药可干预、延缓或降低其向 2 型糖尿病的转化，延缓或减轻慢性并发症的进展。同时，林兰号召大家加强学术交流，举办糖尿病专题讲座、大型义诊咨询、新产品推广介绍等活动，以促进科研成果的推广和利用；创办学术刊物，以提供学术交流平台。林兰还举办了中西医结合糖尿病继续教育培训班，建立了中西医结合糖尿病教育体系，以提高我国医疗专业队伍的整体素质和水平。

医者名利之心不可过，而淡然处之却收获不小，所谓无心插柳柳成荫。正如《老子》所言："是以圣人后其身而身先，外其身而身存。非以其无私邪！故能成其私。"

第二节　思想道德

一、质实无伪

医学是一门实用学问，直接为患者解除痛苦，关系到患者的生命安全。因此，从事医学必须勤学苦练、埋头苦干，必须老老实实、勤勤恳恳，容不得半点马虎和敷衍，更不能容忍弄虚作假、不懂装懂、文过饰非、不求甚解；要时刻保持"如临深渊、如履薄冰"的谨慎态度。林兰认为，作为一名医生，应当要实事求是地审视自己、分析自己，正确地认识自己、把握自己；要不断更新医学知识，提高医术的可靠性，尽职尽责地履行救死扶伤的神圣职责，造福人类。临床上，林兰诊脉、辨病、用药的各个环节都实事求是，对患者杜绝任何形式的欺骗，真正做到"寸心不欺"。正如《活幼新书》有言："为医先要去贪嗔，用药但凭真实心。"

林兰认为，过分夸大中药的治疗作用就是对患者欺骗，违背医生实事求是的基本职业道德。数千年来的临床实践证明了中药防治糖尿病有确切的疗效，我国古代名医就是依靠中药治疗糖尿病（消渴症）。但纯中药治疗糖尿病是需要一定条件的，并非每一位患者均可靠纯中药治疗糖尿病。糖尿病的发病机制至今仍没有完全明了，它是由先天遗传与后天环境等多因素引起的复杂疾病。治疗糖尿病这种复杂疾病，单用中药可以控制部分症状和发病进程，但是要想达到理想的治疗效果，需要综合治疗，包括饮食控制、体育锻炼、心理调适、药物治疗等，多种疗法并举。因此，我们对于糖尿病的研究还有很长的路要走，还有许多艰苦的工作需要继续努力去做。

林兰将实事求是贯穿行医始终，对待普通民众绝不欺诈，对待高官亦不夸大治疗效果。1994年5月，受我国外交部的派遣，林兰为韩国某高级领导人诊病。患者时年62岁，多年受糖尿病困扰，尽管每天早餐前注射28个单位的胰岛素，但血糖控制效果不佳，空腹血糖高达17.8mmol/L。同时，患者极度消瘦，体重只有 30kg 左右，最痛苦的是夜尿频数，每隔半小时就要排尿，严重影响睡眠。见面后，患者对林兰提出了三点要求，一是不再使用胰岛素，不想打针；二是增加体重；三是减少夜尿次数。林兰听后回答说，先生的要求太高了，我不一定都能做到，但是我会尽力的。没想到患者听后不但未生气，反而对林兰肃然起敬。他说，在你来之前，我曾先后请过 10 余位医生来为我看病，大多数人都说能够改善我的病情，但最后结果却并不理想，唯独只有你一人说不一定行，就凭这句话我就相信你。林兰认真研究了患者的既往病历资料，调整了胰岛素用量，并结合中药治疗。患者经过治疗后，乏力的症状明显改善，睡眠亦较前好转，体重也明显增加，对治疗结果非常满意。林兰在韩国为患者诊病 1 个月，患者的空腹血糖一直稳定在 6.7 ～ 7.2mmol/L。到林兰回国时，患者的体重增加了 3kg，夜尿减少到每晚 2 ～ 3 次，每天早餐前仅注射 4 个单位胰岛素，晚餐前仅服用半片格列本脲，而空腹血糖仍维持得很好。患者说，自己成了一个精力旺盛的人。第二年，患者又邀请林兰去韩国为他复查，自述每天爬山、控制饮食，精力很充沛。第三年，林兰再次受邀赴韩，患者的空腹血糖仍很平稳，在 6.7 ～ 7.8mmol/L 之间。

　　中医学是一门科学，研究和从事中医学必须保持实事求是的科学态度。中医医生应该认真研究、领悟和思考中医学理论，努力钻研，让诊疗方法做到明确化、可操作化和标准化。对待科研工作，林兰认真严谨、实事求是，从不弄虚作假，也绝对不允许学生弄虚作假。她常说，对待科研工作应当"做老实人，说老实话，做老实事"，试验做了就是做了，不能没做而说是做了；试验失败了就是失败了，不能玩弄统计学手段、颠倒黑白说成功了；实验数据应当一是一、二是二，不能有半点掺杂使假。她还说，做学问要一步一个脚印，脚踏实地、实事求是地做，至于无中生有、臆想捏造，有百害而无一益；虚假的实验结果会误导科研工作者的思路，亦会干扰正确的治疗决策，贻误患者的最佳治疗时机，给患者带来不可估量的危害。

二、性静有恒

林兰经常说，做学问要有诚信、坚持真理，绝不能人云亦云；要有坦荡的胸怀、清醒的头脑、踏踏实实的作风，和克服困难的勇气；要志存高远，切忌轻薄浮躁和追逐眼前的名利；要勤奋向上、勇于创新，在科技领域不断求索。

林兰 60 余年的内分泌临床、科研工作成果得到国家和社会的认可，曾先后获得国家重大科技成果乙等奖，国家中医药管理局科技进步奖三等奖，中国中西医结合学会一等、二等、三等奖，北京市科技进步奖二等、三等奖；被评选为"首都国医名师""全国名中医"。林兰研制的"降糖甲片""渴乐宁胶囊""芪蛭降糖胶囊"及"渴乐欣胶囊"均获新药证书。

林兰硕果累累、成就卓著的背后离不开持之以恒的努力。林兰 1963 年大学毕业后，服从学校的分配，来到广安门医院。其间，她被安排到内科，主要从事心血管专业的工作。1976 年 5 月，林兰被广安门医院选派到北京宣武医院心血管内科，进行以"抗心梗合剂"为主的中西医结合治疗急性心肌梗死的科研协作任务。在该研究中，她建议对病情轻的患者采用口服"抗心梗合剂"治疗，病情较重的患者则用"抗心梗合剂"注射液治疗。为此，1976 年冬，林兰冒着凛冽的寒风，不辞辛劳，背着草药来到北京芳草地工业制药研究所，请他们将"抗心梗合剂"的草药制成静脉注射用的注射液。在整个研究中，林兰非常投入，与宣武医院合作很好，使西医大夫对中医、中药有了切身的体会和认识。在 2 年的合作时间里，她对每一位患者都仔细观察、列表记录，并认真思索。她发现，急性心肌梗死患者的舌苔发展变化是有规律的：1～2 周时是薄白苔，2 周以后就变成厚腻苔，而后舌苔逐渐变厚；如果患者出现灰褐苔，往往会伴随心肌梗死三大并发症（心力衰竭、心律失常、心源性休克）的发生；患者病情好转出院时，往往舌质变嫩、舌苔变薄，表现出一派气阴两虚的征象。为此，她总结了 74 例患者的资料，撰写了《74 例急性心肌梗塞的中医辨证》一文，于 1976 年在北京心血管病学术年会上进行交流，得到了有关方面的关注，并于 1977 年初刊登在《心血管疾病杂志》上。此后，北京友谊医院、北京积水潭医院的研究均验证了林兰所观察到的演变规律，有关医学杂志亦有类似报道发表。林兰的发现得到了有关学者的认可，而后进一步总结并撰写了《169 例急性心肌梗塞舌诊观察》一文，发表在《中医杂志》上，并获得北京市卫生局科技成果奖。

结束在宣武医院的科研协作后，林兰回到广安门医院。正值广安门医院要成立内分泌科，科主任看中了她吃苦耐劳、勤于思考、善于总结的精神，点名要她去内分泌科，并派她到北京协和医院内分泌科进修，同时也进行糖尿病课题的科研协作。林兰于 1978 年 6 月到协和医院进修，本来安排是一年，因工作出色，当时的协和医院内分泌科主任池芝盛教授又挽留了林兰一年，直至 1980 年 11 月林兰才重新回到广安门医院。林兰在协和医院时，学习、工作非常努力，每天早上天不亮就起床，6 点多出门，晚上 12 点多才回家。用她自己的话说："早上顶着星星出门，晚上披着月亮进门，整整两年就没怎么见过太阳。"由于林兰在去协和医院之前没有深入了解过内分泌方面的专业知识，很多内容对她来说都是全新的，不下功夫是不行的。林兰不论是在门诊还是在病房，都抓紧时间如饥似渴地学习。她曾经提起过这样一件事：她在病房时，上级医生将她的病历修改了 3 次，她就重新誊写了 3 次，最后那位医生被她的认真且持之以恒的态度所感动。在进修期间，她在协和医院内分泌实验室工作了 6 个月，脏活、累活她都抢着干，大家都很喜欢她。30 多年后，林兰回想起来当时的事情仍非常感慨："在协和进修的两年时间里，虽然很辛苦，但是见到很多稀奇古怪的内分泌病，这是使我终身受益的一段经历。池芝盛教授是一位既严厉又博学的专家，他很看重我，不仅让我在协和多进修一年，还让我去实验室磨炼，为我以后建立内分泌实验室打下了很好的基础。通过系统学习，我掌握了内分泌学科的知识并产生了浓厚的兴趣，对内分泌科的疾病基本能够自行处理，能给患者做出初步诊断，指点其去哪里看病，避免其走弯路。"

综观自己的从医历程，林兰说："工作以来，我干过心血管、内分泌，在宣武医院搞合作两年多，在协和医院进修两年，这些经历都是我一生中非常宝贵的财富，没有这些东西做铺垫，可能我今天做不到这一步。我这一生，除了感恩、努力学习外，心里所想的就只剩工作了。我做主治医师时管病房，每天早上做好饭后，第一个来病房；晚上吃过晚饭后还要回病房看一下患者，因此对患者的一切都了如指掌。记得有一年，当时的国家卫生部派人来视察，我把患者的情况一一做了介绍，领导非常惊讶地问我，你怎么记得这么清楚？我每天晚上躺在床上还在想患者的事，怎么能记不清楚呢？"学医贵在有恒，林兰常对年轻医生及学生嘱咐道："年轻医生切记不能浮躁，要踏踏实实地做学问，不能想要出名。其实性格和行为会决定事业发展的情况。真希望年轻人不要急功近利，能沉下心来。只要有善良的心，忍得住清贫，耐得住寂寞，有恒心、有毅力，有刻苦钻研业务的干劲，事业就必将会有所成。"

三、乐育英才

林兰认为，中医发展离不开人才，人才不仅要在院校里培养，还应该在临床实践中提高。林兰从 1987 年开始联合培养研究生，1994 年开始独立招收研究生，先后培养硕士研究生 23 名、博士研究生 22 名、博士后 12 名、传承博士研究生 4 名、传承博士后 3 名，其中还有外籍研究生。自中国中医科学院招收同等学力人员攻读研究生开始，林兰所在的科室里先后有多名医生成为她的在职研究生。林兰深知丰富的理论知识和扎实的临床基础是一名优秀医务工作者必须具备的条件，因此她对学生严格要求，上班不能迟到早退，干事不能拖拖拉拉，一定要勤奋踏实、努力钻研，在临床和科学研究中不可以有半点偷奸耍滑，她培养的很多学生后来都成为科室负责人及业务骨干。有一次，她的一名研究生迟到了，她严肃地批评了研究生。林兰对研究生说，作为一名医生，一定要有时间观念，说几点到就应该几点到，要养成守时的好习惯。听到老师的话语，他感到非常惭愧。从此以后，这名研究生再也没有迟到过，而且在以后的临床生涯中也养成了按点守时的好习惯。她对学生要求很严格，并且以身作则。在 20 世纪 90 年代，广安门医院内分泌科每个月都要安排 1 个周末给糖尿病患者做胰岛功能检查，作为科主任，林兰雷打不动地要在这个时候为患者开展糖尿病的健康教育。她早上不到 7 点就赶到检查室，帮助护士和技术员安排患者，协助给患者抽血，在患者等待下一次抽血的间隙，她给患者讲解有关糖尿病的基本知识及饮食、运动疗法。

林兰对学生的严格要求还不止于此。她担任科主任时，每周都要到病房查房，在查房时研究生必须跟随。她所有的研究生在查房时都非常紧张，因为林兰会针对患者的情况随时提问。为避免在提问时卡壳而受到老师的批评，学生们在平时和查房前拼命看书、看文献，使自己在业务水平上能尽快提高。虽然学习的过程很难、很苦，但后来她的学生们都觉得，那段时间非常宝贵，自己学习了很多知识，也在专业上得到了很快的进步。学生如果在上学期间没有被老师严格要求，青春岁月可能会被荒废，只是混个研究生文凭，自己也觉得遗憾。所谓名师、严师出高徒，恐怕就在于此吧。

因为广安门医院内分泌科是国家中医重点专科建设单位，所以每年都有来自全国各地的医生前来进修、学习。林兰对他们的学习和生活非常关心，经常把他们聚集在一起，和他们探讨中医、中西医结合治疗糖尿病及其他内分泌疾病方面的问题，使他们得到很大启发。这些医生回到各自的原单位后都出类拔萃，其中的很多人后来都成为了科主任或者学术带头人。

林兰在潜心临床及科研工作的同时，还勤于笔耕。她总结自己的临床经验，编写了《糖尿病中医辨证》一书，此后又结合临床新进展进行修订和补充，完成了《现代中医糖尿病学》。为了写书，她还学会了用计算机打字、上网及发电子邮件，这在她的同龄人中并不多见。她还鼓励学生勤于思考，多写文章。她在担任科主任期间，发表文章和做科研工作都要带动科室里的同事一起做，帮助他们不断进步。

林兰家的大门永远向学生敞开。多年来，她的家里时常坐满了来请教的学生，更有毕业多年已经走向医生岗位的学生来拜访她。因为在这些学生心中，她早已超越了老师的身份，是有困惑可以随时倾诉、求助的长辈。无论是学生的生活、学习还是工作中遇到的困难、问题，林兰都会明确指导，并给予支持、鼓励和关怀，不倦地教诲学生如何做事、做人。通过她的言传身教，学生们不仅学到了大量的专业知识，还被她一丝不苟的工作精神和崇高的医德风范所深深影响，受益终身。如今，林兰的学生遍及海内外，近的在北京，远的在美国、加拿大、韩国。每年到了林兰过生日那天，学生们齐聚一堂，为自己敬爱的老师祝寿，感谢她对自己的培养，同时也祝她健康长寿。这时的林兰总是倍感幸福。

第三节　文化精神

一、仁爱不矜

（一）仁术，专研学术解民厄

随着国民物质生活水平的日益提高和生活节奏的加快，糖尿病对人们的健康的威胁日益严重。林兰 20 世纪 60 年代刚刚从上海中医学院毕业时，糖尿病及其并发症已经成为我国医学界面临的一项重要课题。面对日益肆虐的糖尿病，她产生了攻克这种疾病的坚定信念。从 20 世纪 70 年代起，林兰通过长期的临床实践，总结创建了糖尿病"三型辨证"理论。该理论将糖尿病辨证分为阴虚热盛、气阴两虚、阴阳两虚三型，分别代表糖尿病病情演化过程早、中、晚三个不同阶段。1986 年，糖尿病"三型辨证"理论被卫生部药政部门纳入《新药（中药）糖尿病（消渴病）临床研究指导原则》，至今仍在相关临床、科研领域内被广泛遵循。林兰随后又在国内率先建立了血瘀与糖尿病血管病并发症的相关学说。在建立糖尿病"三型辨证"理论之后，林兰将绝大部分精力都投入到糖尿病的防治中。经过严谨的科学精神指导与不懈努力，她以益气养阴治则和中药降糖机理研究为切入点，先后研制出"降糖甲片""降糖通脉宁胶囊"（茂蛭降糖片）"糖微康胶囊"（渴乐欣胶囊）"糖心平胶囊""甲亢宁胶囊"等新药。为加大中西医治疗糖尿病研究的深度与广度，她还指导研究生在国内较早地成功建立了中医糖尿病心、脑、肾等动物模型，建立了与糖尿病相关的细胞培养和基因表达研究方法。这些工作使中医、中西医结合在防治糖尿病领域取得了关键性的进展。

（二）仁心，治病救人为己任

术业有成的林兰仍保持一颗仁爱之心，始终视患者为亲人。她不仅医术精湛，而且医德高尚，从不肯接受患者的红包及宴请，为患者免费看病、出诊是常有的事。1994年，林兰不慎摔伤致使尾骨骨折，但她坚持出门诊、查病房。当时科里收入两位住院患者，一位患者突发广泛前壁及下壁心梗，另一位是由急诊转来的脑出血患者，病情都十分危重。她亲自查看患者，随时观察病情变化，制订治疗方案，日夜守在病房。最后经过几昼夜紧张的抢救，患者转危为安。一位在外院经多次治疗仍未痊愈的长期发热患者来到广安门医院就诊，经林兰使用中药治疗后，很快就痊愈了。患者为了表示感谢，拿出近千元人民币送给她，她婉言谢绝。

林兰总说，能够为患者解除病痛是自己最大的欣慰。她至今仍然坚持每周4次门诊和周一的查房带教工作。她强调，防治疾病绝不只是医生的事，群众应该掌握必要的、科学的健康知识。为了普及糖尿病等的防治知识，她从1986年到2000年，每个周六都要举办1次半天的义务健康讲座，从无间断。15年，700余个周末，折合350余个工作日。如此算来，林兰到现在有几乎1年的时间站在这个义务讲座的讲台上。

（三）仁人，倾囊相授提后学

为进一步总结临床经验，惠及更多患者，林兰在将近50年间累计在国内外学术期刊上发表学术论文100余篇，撰写《糖尿病学》《现代中医糖尿病学》《糖尿病中西结合论治》等学术专著10余部，硕果累累。她主持全国中西医结合糖尿病专业委员会学术研讨会7次，举办全国中西医结合高级培训班3次，参加国际内分泌会议10次，出国讲学12次。这大大促进了中西医结合治疗糖尿病及并发症的深入研究、成果推广和国际交流。

在临床、科研工作十分繁重的情况下，林兰还多次参加了支援老少边穷地区的工作。尤为可贵的是，林兰亲自帮助酒泉中医院和佛山中医院建立了内分泌科室，培养出当地的内分泌学科带头人。

二、谦下不争

老子将"谦下""不争"视为立身之本，《道德经》指出："上善若水。水善利万物而不争，处众人之所恶，故几于道……夫唯不争，故无尤。"老子以水为喻，认为至善的人也应如水般为人处世，谦下、不争，才会没有过失；强调人们要"功成而弗居"，并且"不自见""不自是""不自伐""不自矜"，不居功自傲，保持谦卑、谨慎、内敛的品行，顺应天道。林兰将"谦下不争"奉为为医之法、为人之道。作为中医治疗糖尿病领域的名家，林兰丝毫没有高高在上、盛气凌人的样子，她亲切温柔的笑容让人看了心里温暖，待人热情、随和，完全是一位和蔼可亲的长者。温柔的气质是江南女子的天然风韵，林兰便是如水般柔静温和，用仁心仁术滋润患者，用谆谆教诲滋润后学，对于名利从不争夺。

孙思邈在《千金要方·大医精诚》中言："夫为医之法，不得多语调笑，谈谑喧哗，道说是非，议论人物，炫耀声名，訾毁诸医，自矜己德。"把自负自矜、诋毁同行看作行医的最大忌讳，只有谦虚谨慎，尊重同道，相互切磋，才能促使医者不断精进医术并提高医德修养。林兰虽为首都国医名师、全国名中医，但是在同行面前仍然十分谦恭。八十多岁高龄的林兰仍应邀参与各种学术交流，与同行探讨，面对潜心临床且成果卓著的后生们毫不吝啬赞美之词。林兰还经常参加自己学生的开题及结题答辩，对于学生们做出的科研及临床工作总是给予充分肯定，鼓励学生继续努力。

如今早已退休的林兰依然每天早早来到医院，为患者解除疾患，长年致力于内分泌领域研究，继续发挥着自己身上所有的能量。对于别人对自己的帮助，林兰总是铭记于心，而她对别人的帮助却一语带过。尽管在学术领域多次获奖、荣誉称号众多，但她自己却极少提及，只说自己只是一名普通的老大夫。那种低调与谦逊令人肃然起敬。林兰一直走在感恩与奉献的道路上，在平凡的岗位上做着不平凡的事。

第二章 临证思维

第一节 学术渊源

林兰1963年毕业于上海中医学院医疗系。她曾长期跟随程门雪、张伯臾、金寿山、陆瘦燕等10余位著名中医专家学习，积累了丰富的临床经验。20世纪70年代中期，林兰于协和医院进行研修学习，两年的进修学习为林兰打下了坚实的西医基础，也使她意识到中西医结合治疗内分泌代谢疾病的重要性。林兰于1976年参与创建了广安门医院内分泌科，对中医、中西医结合治疗内分泌代谢疾病研究工作倾注了自己的全部心血和精力。

林兰勤于治学，注重实践，学有所长，造诣很深。长期的临床实践、教学与科研，使她摸索出中西医结合诊治内分泌疾病的方法，形成了自己独特的学术风格。她精通古典医籍，把四大经典著作与其他临床典籍融会贯通。林兰师古不泥古，针对疾病古方今用，师其法而异其方，切合临床实际遣方用药。此外，她临证思路开阔，治疗方法不单一，对于内分泌疾病的内外治法都很精通。林兰的西医知识非常丰富，注重运用西医学手段结合中医药辨证综合治疗，临床上每每获得良效，很好地改善了患者生活质量。

20世纪70年代起，糖尿病发病率急剧上升。慢性糖尿病可引发多种并发症，对人体的危害仅次于恶性肿瘤、心脑血管病，是威胁人类健康的第三杀手。西医学对糖尿病慢性并发症尚缺乏理想的药物和有效的防治措施，仅限于控制血糖以延缓或降低并发症的发生与发展，而中医药在防治糖尿病慢性病变上具有一定的优势和特长。但是那时糖尿病中医临床辨证尚没有统一辨证标准，缺乏对糖尿病及其血管并发症早期有效干预模式，缺乏降血糖和防治并发症有效中药的筛选方法，中药治疗糖尿病的疗效机制尚不明确。林兰基于此开始涉足糖尿病领域的研究。针对上述难点，她开展了糖尿病"三型辨证"理论的临床应用及其基础研究。该理论发展并完善了中医学的消渴、消渴病的相关内容，成为糖尿病中医辨证论治的新方法。

林兰在甲状腺疾病的治疗领域颇有建树。从 20 世纪 80 年代起，她提出阴虚阳亢证型为该病的基本证型；拟定了滋阴潜阳、化痰散结的"甲亢宁胶囊"（获国家专利），临床应用 30 余年，安全且有效。

第二节　学术观点

一、创立糖尿病"三型辨证"理论

20 世纪 70 年代初期，我国的糖尿病研究处于初级阶段。中医治疗糖尿病尚处于个案报道阶段，糖尿病的中医临床研究缺乏统一的辨证分型标准。为适应时代需要，林兰牵头的课题组进行了糖尿病的中医辨证分型及糖尿病的病因病机研究：采用统一的辨证分型原则，对 328 例糖尿病患者进行望、闻、问、切四诊，获取临床资料，通过对证型与病程的关系、证型与年龄的关系、证型与血液流变学的关系、证型与血脂的关系、证型与血浆环磷酸腺苷（cAMP）及环磷酸鸟苷（cGMP）等相关因素的探讨，发现糖尿病患者呈现不同程度的热盛、阴虚、气虚、阳虚等证候相互掺杂的现象。根据个性和共性相结合、宏观辨证和微观辨证相结合的原则，林兰将糖尿病辨证分为阴虚热盛型、气阴两虚型和阴阳两虚型 3 型，此 3 型分别代表糖尿病的早期、中期和后期阶段；通过中医四诊八纲，发现糖尿病四大基本证型，即热盛证、阴虚证、气虚证、阳虚证；通过对证型与客观指标、合并症等关系的研究，发现其存在一定的内在相关性。林兰根据临床研究数据进一步分析总结，得出糖尿病"三型辨证"。阴虚热盛型：以热盛证候为主兼有阴虚；气阴两虚型：以气虚证候为主兼有阴虚；阴阳两虚型：以阳虚证候为主兼有阴虚。糖尿病"三型辨证"得到同行一致认可，被《中药新药治疗消渴病（糖尿病）的临床研究指导原则》采用为糖尿病的中医辨证分型标准沿用至今。糖尿病"三型辨证"理论对糖尿病的中西医结合研究及临床具有重要的指导意义和价值，为临床研发新药及指导临床提供了重要的指导。

二、倡导益气养阴、活血化瘀在糖尿病及糖尿病血管病变中的基本治法

林兰进行大量病例的科学统计、验证辨证后，发现糖尿病气阴两虚型比例居三型之首，为糖尿病基本证型。气阴两虚是糖尿病病程进展的过渡阶段，阴虚贯穿糖尿病始终，多为热盛耗伤气阴，以脏腑病变为基础，宜按气阴两虚程度进行分层论治，所以益气养阴为其主要治则。该阶段合理治疗可使患者的血糖得到满意控制，应以延缓或减轻并发症的发生和发展为主要目标。

林兰认为，糖尿病患者随着阴虚热盛、气阴两虚、阴阳两虚证型逐渐递进，糖尿病血管病变逐渐加重，而益气养阴治则对糖尿病血管病变的防治具有重要意义。瘀血既是病理产物又是致病因素。糖尿病患者常常表现为肢体麻木疼痛，均以血流不畅、血液淤滞、血脉瘀阻为病理机制。这体现了中医学中"久病必虚，久病必瘀"的理论，所以应倡导益气养阴、活血化瘀的治则来防治糖尿病血管病变的发生。

三、提出阴虚阳亢证型为瘿病的基本证型

瘿病的发生多与饮食、情志内伤有关；其病机为气、痰、瘀三者互相凝结，壅于颈前而发病；其病位在肝，涉及心脾肾三脏；临床常见证型包括气滞痰凝证、气阴两虚证、阴虚阳亢证、阴虚风动证。林兰指出，阴虚阳亢证是瘿病的基本证型，治法为滋阴潜阳、化痰散结，临床多选用甲亢宁作为

基础方治疗。大样本临床观察证明，甲亢宁能良好地改善瘿病患者的临床症状及体征和甲状腺功能，疗程短，无不良反应，且复发率低、安全有效。同时，大量基础研究证明，甲亢宁可明显改善阴虚阳亢甲亢模型的实验动物的甲状腺功能，总有效率可达 96.55%。

第三节　诊疗特点

林兰提倡"发皇古义，融贯中西"，认为中医和西医各有所长，要充分发挥中医自身优势，博采众家之长，并虚心向西医学习，将中西医有效结合起来才能达到更好的临床疗效。林兰重视中医经典著作的研究，博览医籍，综合各家所长，不断创新，结合自己的临床实践，总结出一整套独特的内分泌疾病辨证治疗的规律，较早地开启了国内糖尿病的辨证分型研究。林兰常将中医理论及中药与现代药理学研究相结合，她通过对中药复方进行拆方研究，从细胞形态学、分子生物学角度，探讨中药的降糖机制。通过研究，她发现部分有益气作用的中药可升高胰岛素水平，使胰岛 β 细胞的胞质内分泌颗粒数目增加；部分有养阴作用的中药可降低胰高血糖素水平，使胰岛 α 细胞的胞质内分泌颗粒数目减少。

林兰主张病症合参，她认为同一疾病的不同阶段，病情变化不同，可能产生的症状不同，有不同的"证"；同时，不同的疾病也可能有相同的"证"。疾病、证候不同，施治时给予的治疗方剂亦有所不同。林兰认为，通过对中医证与西医病的结合研究，系统观察并探讨西医疾病的中医病机和演化规律，以及异病同治的理化指标变化规律，是中西医结合研究与临床很好的切入点。

林兰临床诊疗时重视审证求因，根据患者的不同体质、病因及受邪部位，精确地予以辨证，纯熟地运用理法方药进行临证治疗。林兰善辨病与症之间的关系，强调医者必须明悉一病必有数症，若合之则为病，分之则为症，病同而因别者，用药迥异，为临证治病能否取效的关键。

　　林兰提倡随证灵活用方，临床施治时不搞一病一方一证一法之通则，每次处方用药必有主有次，根据病情随其标证之差异而增减。林兰认为，只治标而不抓主因主证，无辨证施治可言；只治本而不兼治标之法，不知灵活变通，必收效缓而外证不除，不能缩短疗程。

下篇　大医之术

第三章　临证技法

第一节　辨治方法

辨证论治是中医学认识疾病和治疗疾病的基本原则，也是几千年中医临床实践经验的高度总结和理论升华。在中医学长期的发展过程中，众医家对辨证的认识逐渐深入，创建了各种临床辨证方法。临床最常用的辨证方法主要有八纲辨证、气血津液辨证、脏腑辨证、六经辨证、卫气营血辨证、三焦辨证、经络辨证等。每种辨证方法各有特色，自成体系。

林兰从医60余年，她的临床辨治方法在不断实践中逐渐完善和成熟，临床应用时得心应手。林兰以传统经典的中医理论为基础，对于辨治方法倡导兼收并蓄、融会创新，强调临床时医生要针对不同的疾病及疾病所处的不同阶段灵活应用辨治方法，不拘泥于一派。在内分泌系统疾病的治疗方面，林兰长期致力于内科内分泌代谢病的研究。她认为，内分泌系统疾病以内伤为主，她临床最常用的辨证方法主要融合了八纲辨证、气血津液辨证和脏腑辨证。例如，在糖尿病的中医辨证方面，林兰在宏观层面将糖尿病分为早、中、晚期三个阶段，分别为阴虚热盛型、气阴两虚型、阴阳两虚型，同时她又根据病位的不同，对各型进行脏腑辨证，将多种辨证方法糅合应用，从多维度精准、全面地认识和治疗疾病。

一、糖尿病辨治方法

（一）证候辨证

中医古籍中并无"糖尿病"之名，历代医家大多将糖尿病归属"消渴"的范畴，按上消、中消、下消进行三消辨证。然而，临床上并不是所有的糖尿病均表现多饮、多尿、多食、形体逐渐消瘦等典型的"三多一少"症状，尤其 2 型糖尿病患者中有 40%～60% 的患者无典型的糖尿病症状，病情十分隐匿，难以按三消辨证。因此，林兰在前人三消辨证理论的基础上，进行证候和证型辨证，遵循中医的四诊（望、闻、问、切）、八纲（阴阳、表里、寒热、气血）及脏腑等理论，对糖尿病进行系统的宏观辨证。林兰以八纲辨证为纲，以脏腑辨证为目，归纳出糖尿病患者具有热盛、阴虚、气虚、阳虚四大基本证候。

1. 热盛证

热盛之证为邪热亢盛，属于实证、阳证、热证，由脏腑阴阳气血功能失调引起。《素问·调经论》中有"阳虚则外寒，阴虚则内热"和"阳盛则外热"之说。热盛证以心烦怕热，急躁易怒，渴喜冷饮，易饥多食，溲赤便秘，舌红苔黄，脉弦数或滑数为主症。由于病变部位不同，临床症状各异，热盛证又可细分为下列诸证。

（1）肺燥津伤：口渴引饮，小便频数，舌红，苔黄，脉洪数或浮数。常伴汗多乏力。本证多见于 1 型和 2 型糖尿病初期，或血糖控制不良者。

本证多系上焦肺脏脆弱，复外感燥火，或内伤七情，木火刑金，或心热移于肺等，导致燥火伤肺。《杂病源流犀烛》云："上焦肺也，由肺家实火，或上焦热，或心炼肺金。"《辨证录·消渴门》曰："肺为心火所刑，则肺金干燥。"肺主治节，通调水道。肺燥治节失司，不能输布津液而渴喜冷饮；肺主一身之气，肺燥伤气，表气不固则汗多乏力；肺燥热盛，不能通调水道而溲赤频数；肺与大肠相表里，肺燥阴虚，阳明燥热而便秘。舌脉均为肺燥之候。

（2）胃火亢盛：易饥多食，渴喜冷饮，形体日益消瘦，口秽便秘，牙龈肿痛，舌红，苔黄，脉洪数。本证多见于糖尿病患者血糖未能得到控制，以致出现糖尿病酮症酸中毒。

本证多系长期恣食甘甜、醇酒厚味，热积中焦所致。《辨证录·消渴门》指出："胃消之病，大约成于膏粱之人者居多。燔熬烹炙之物，肥甘醇厚之味，过于贪饕，酿成内热，津液干涸，不得不求济于外水。水入胃中，不能游溢精气，上输于肺，而肺又因胃火之炽，不能通调水道，于是合内外之水建瓴而下，饮一溲二，不但外水难化，且平日素酣，水精竭绝，而尽输于下，较暴注、暴泄为尤甚，此竭泽之火，不尽不止也。使肾水未亏，尚可制火，无如膏粱之人，肾水未有不素乏者也，保火之不烁干足矣，安望肾水之救援乎？内水既不可制，势必求外水之相济，而外水又不可以济也，于是思食以济之。食入胃中，只可解火于须臾，终不能生水于旦夕，不得不仍求水以救渴矣。"此处精辟地论述了由于饮食不节而引起胃热，进而导致消渴的一系列临床症状及其病理机制。胃火亢盛则出现消谷善饥；热灼津伤，无以充养肌肤而日益消瘦；热灼胃阴，津不上承而渴喜冷饮；胃热燔灼致牙龈肿痛，口有秽臭。

（3）心火亢盛：心烦急躁，失眠多梦，心悸怔忡，渴喜冷饮，口舌生疮，小便短赤，舌边尖红，苔薄黄，脉洪数。本证多见于糖尿病心情紧张而影响血糖的控制，高血糖易引起口腔炎症。

本证多系劳神过度，心阴被耗所致。如《类证治裁》所云"心火消渴，小水赤涩"，以及《灵枢·本脏》说："心脆则善病消瘅热中。"《世医得效方》曰："心中蓄热，时常烦燥，因而思虑劳心，忧愁抑郁，是致小便白浊，或有沙膜，夜梦走泄，遗沥涩痛，便赤如血。或因酒色过度，上盛下虚，心火炎上，肺金受克，口舌干燥，渐成消渴。"以上经典指出，消渴的病理机制是由于思虑过度，耗伤心阴，心火亢盛；或可因阴虚之体，肾水亏虚，水不上承，水火不济，心肾不交，心火独亢；或可因五志过极化火，心火内炽而心烦。火扰心神而神不守舍则失眠多梦，心悸怔忡；心开窍于舌，心火上炎则口舌生疮，热灼阴津而渴喜冷饮；热移于小肠而小便短赤。

（4）肝阳亢盛：头晕目眩，急躁易怒，伴口干舌燥，失眠多梦，耳鸣失聪，大便秘结，舌红，苔黄，脉弦数。本证多见于糖尿病并发交感神经兴奋或高血压。

本证因情志失调，郁怒伤肝，肝郁化火，火性上炎，或热灼肝阴，阴不制阳，肝阳亢盛，或肾水虚亏，水不涵木，肝阳上亢。肝阳上扰清窍而头晕目眩，急躁易怒；肝与心为母子相关，母病及子，肝火偏亢而致心火旺盛；心火旺扰乱心神，神不守舍，而失眠多梦；阴虚水不上承而口干舌燥；肾开窍于耳，肾精亏虚，而耳鸣失聪；肝阳耗伤阴液，肠失濡润而便秘。正如《王旭高医案》所云："阳亢阴虚，一水不能胜五火之气，燔灼而成三消，上渴、中饥、下则溲多，形体消瘦，身常发热。"此处描述了由于肝阳上亢而引发三消证候的病理机制。

2. 阴虚证

阴虚证是因阴津不足、阴不制阳，而出现口渴喜饮，咽干舌燥，五心烦热，潮热盗汗，头晕目眩，耳鸣腰酸，心悸失眠，遗精早泄，舌红少苔，脉细数等症。由于病因和病位不同，临床表现各异，阴虚证又可细分为下列诸证。

（1）心阴虚：心悸怔忡，失眠多梦，五心烦热，伴咽干舌燥，口舌生疮，小便黄赤，大便秘结，舌红少津，脉细数。本证多见于初发糖尿病患者，以及因患糖尿病而产生紧张、焦虑、抑郁等诸多精神症状者。

本证多因劳神过度，心阴被耗，心火亢盛。心阴不足，心失所养，神不守舍，则心悸怔忡、失眠多梦；心开窍于舌，舌为心之苗，心火亢盛则口舌生疮、心烦怕热；肾阴虚亏，水火不济，心肾不交而五心烦热；心与小肠相表里，心热移于小肠而小便黄赤；阴津不足，津不上承而咽干舌燥。

（2）肺阴虚：口渴喜饮，咽干舌燥，干咳气短，痰少而稠，潮热颧红，大便秘结，舌红少津，苔薄，脉数。本证多见于糖尿病并发慢性支气管炎或肺结核等呼吸系统疾病者。

本证多因阴虚之体，肺阴不足，感受燥邪，耗伤肺阴；或肝阴不足，肝火偏亢，木火刑金，肺阴被劫，或心火亢盛，耗伤肺阴。正如《辨证录·消渴门》云："肺为心火所刑，则肺金干燥，又因肾水之虚，欲下顾肾，肺气既燥，肺中津液自顾不遑，安得余津以下润夫肾乎。肺既无内水以润肾，乃索外水以济之。"此处论述了肺为心火所刑，热耗肺阴，而致肺阴不足；肺为水之上源，通调水道；肾为水之下源，主水液司二阴；肺阴虚不能下润于肾，肾得不到肺阴之濡润，而致肾阴虚亏，肾阴虚水不上承更致肺燥。肺主治节而朝百脉，肺津虚亏，无以布津而口渴喜饮，咽干舌燥；肺阴不足，肺失濡润而干咳无痰；阴虚内热，虚火上炎则潮热颧红；肺与大肠相表里，肺津不足，大肠失于濡润而大便秘结。舌脉均为阴虚之候。

（3）肝阴虚：头晕目眩，急躁易怒，伴心烦失眠，咽干舌燥，潮热盗汗，舌红，苔黄，脉弦细数。本证多见于糖尿病并发交感神经兴奋或糖尿病高血压者。

本证多因五志过极，郁怒伤肝，肝火亢盛，耗伤肝阴。头为诸阳之会，脑为清灵之府，肝阴不足，肝阳上扰，则头晕目眩；肝与心为母子相关，肝阴不足而致心阴虚亏，心失所养则心烦失眠；肝肾同源，肝阴不足而致肾阴虚亏，阴不制阳而急躁易怒；阴津被灼，水不上承而咽干舌燥；阴虚内热则潮热盗汗。舌脉均为阴虚内热之候。

（4）肾阴虚：五心烦热，腰膝酸软，潮热盗汗，小便频数，尿如脂膏，伴形体消瘦，口干咽燥，耳鸣耳聋，遗精早泄，舌红少津，苔薄，脉细数。本证多见于糖尿病血糖控制不理想，同时并发糖尿病听神经和性神经病变者。

本证系消渴缠绵不休，上传于下，热灼肾阴；或为先天不足，内伤劳倦，而致肾阴耗损；或酒色思劳过度，真阴被耗。肾与膀胱相表里，肾阴虚亏，阴无所依，则津液管束不力，直输于下，而致小便频数，尿如脂膏；肾精亏虚，脾气不足，水谷精微不能充养机体，而形体消瘦；津不上承而口干咽燥；腰为肾之府，膝为肾之络，肾开窍于耳，肾阴虚则腰膝酸软，耳鸣耳聋；肾虚精关失固而遗精早泄。正如《内经》云："肾者胃之关，关门不利，故聚水而从其类也。上下溢于皮肤，故为胕肿。"《医学体用》指出："肾消者……肾水枯竭，相火独炽，渴饮善溺，小便混浊如膏。"《医醇賸义》云：

"下消者，肾病也。坎之为象，一阳居于二阴之中。肾阴久亏，孤阳无依，不安其宅，于是饮一溲一，或饮一溲二，夹有浊淋，腿股枯瘦，而病益深矣。"此处论述了肾阴虚亏导致消渴病的临床证候及其发病机制。

3. 气虚证

气虚证系因消渴病阴虚燥热，耗伤正气，引起脏腑功能不足，而表现为倦怠乏力，面色㿠白，少气懒言，自汗不止，头晕目眩，舌体胖大，脉虚细无力等症。由于病变部位不同，临床症状各异，气虚证又可细分为下列诸证。

（1）肺气虚：气短乏力，语声低怯，面色㿠白，伴口干舌燥，自汗不止，咳嗽喘息，小便频数，舌胖质淡，苔白，脉虚弱。本证多见于糖尿病并发慢性支气管炎或心肌病心功能不全者。

本证系于肺阴虚的基础上，因肺燥耗气所致。肺主一身之气，外合皮毛，其气肃降。肺气不足而气短乏力，语声低怯；表虚不固，腠理空虚，易感外邪，肺失肃降而咳嗽；肺与肾为母子相关，母病及子，肺气虚而引及肾气不足，肾不纳气而喘息；气虚不能荣于上而面色㿠白。《金匮要略》指出："渴欲饮水，口干舌燥者，白虎加人参汤主之。"消渴病燥热伤阴耗气，取白虎汤以清热养阴，人参以补益肺气。

（2）心气虚：心悸怔忡，气短乏力，伴神疲自汗，面色㿠白，失眠健忘，舌淡红，苔薄，脉虚细。本证多见于糖尿病心肌病、心功能不全者。

本证多因消渴病日久，耗伤心气，或劳倦内伤，思虑过度而致心气不足。心为五脏六腑之大主，既主神明，又主血脉。心气不足，心不藏神，神无所舍而心悸怔忡，失眠健忘，气短乏力；心气虚不能鼓动血脉，血不上荣而面色㿠白；心与肺同居于上焦，心气虚而引及肺气不足，表气不固而自汗出。

（3）脾气虚：纳呆便溏，神疲倦怠，肢软乏力，伴脘腹胀满，面色萎黄，形体消瘦，舌淡体胖，苔白腻或黄腻而润，脉虚弱无力。本证多见于糖尿病胃肠自主神经功能紊乱、胃轻瘫。

本证多素为脾虚之体，或饮食不节，损伤脾胃。脾胃为后天之本，仓廪之官，水谷生化之源。胃为阳土，主腐熟水谷；脾为阴土，功主运化。脾气不足，运化无权，湿浊中阻，脾主升、胃主降，脾胃功能失调，升降失司，气机不畅则纳呆便溏，脘腹胀满；脾主四肢，脾气虚不能输布水谷精微以濡养周身而神疲倦怠，肢软乏力；脾主肌肉，其华在面，脾气虚亏则形体消瘦，面色萎黄。舌脉均为脾虚湿盛之候。如《灵枢·本脏》所云之"脾脆则善病消瘅易伤""唇大而不坚者，脾脆"，脾开窍于口，通过口唇肌肉的松弛和紧张来观察脾脏的功能。《素问·阴阳别论》曰："二阳之病发心脾。"《医贯》曰："盖不能食者，脾之病。脾主浇灌四旁，与胃行其津液者也。脾胃既虚，则不能敷布其津液，故渴。"论述了脾气虚之消渴病的临床特点及其发病机制。

（4）肾气虚：耳聋耳鸣，腰膝酸软，头晕目眩，伴夜尿频多，滑精早泄，舌淡红，苔薄白，脉沉细。本证多见于糖尿病并发听神经、性功能减退。

本证多系消渴病日久，病变由上焦肺胃下及于肾。肾为先天之本，主藏精纳气，开窍于耳，司二阴。久病肾气亏虚，耳窍失充，则耳聋耳鸣；腰为肾之府，膝者筋之府，肾气不足而腰膝酸软；肾精亏虚，不能上充于脑，脑窍空虚则头晕目眩；肾气不足，开阖失司而夜尿频数；肾失封藏，精关失固则滑精早泄。舌脉均为肾气虚亏之候。《灵枢·本脏》中有"肾脆则善病消瘅易伤""耳薄不坚者肾脆"，阐明了肾脏功能柔弱者，气化功能差，易发下消。

4. 阳虚证

阳虚证指阳气不足，脏腑功能衰退，进而出现一系列温煦失职的临床症状，表现为形寒肢冷，面色㿠白，倦怠乏力，舌质暗淡，苔白，脉沉细或沉迟无力。由于病变部位不同，临床证候各异，阳虚证又可细分为下列诸证。

（1）心阳虚：胸闷憋气，心悸气短，形寒怕冷，伴有气息短促，面色㿠白，倦怠乏力，头晕目眩，神情萎靡，身肿，自汗，小便不利，舌质淡红，舌体胖嫩，脉沉迟或结代。本证多见于糖尿病心脏病、心功能不全者。

本证系因消渴病日久耗伤心气。心气不足，则心悸气短；心气亏虚，心阳不振，则胸闷憋气；阳不制水，水气凌心则气息短促；阳虚水泛，则一身肿胀，小便不利；湿聚生痰，上犯清窍而头晕目眩；气虚血行不畅，则脉结代；心阳不足，卫外失养，腠理不固而自汗；阳虚则外寒，故形寒肢冷。正如《伤寒明理论》云："其气虚者，由阳气内弱，心下空虚，正气内动而为悸也。"阐明了心悸的发生机制。吴崑曰："夫面色萎白，则望之而知气虚矣，言语轻微，则闻之而知其气虚矣，脉切之而知其气虚矣。"此处指出心阳不足的临床证候。

（2）脾阳虚：纳呆腹胀，脘腹冷痛，大便溏薄，伴有形寒肢冷，面色㿠白，神疲倦怠，或尿少浮肿，舌质暗淡，舌体胖大边有齿痕，苔白腻，脉濡细或濡滑。本证多见于糖尿病胃肠自主神经功能紊乱、胃轻瘫。

本证多系消渴病缠绵不休，脾阳耗竭，或劳倦伤脾。脾失健运，而纳呆腹胀，大便溏薄；脾阳不足，升降失司，水湿内停，则脘腹冷痛；四肢失于气化温煦，而形寒肢冷；脾肾阳虚，开阖失司而尿少，小便不利；脾阳虚亏，不能散津化气，水湿泛溢而浮肿；脾虚水谷精微不能濡养周身，则神疲倦怠；气虚血少，脾不上荣于面，则面色㿠白无华。如《治验回忆录》中指出："因病已日久，正气渐衰，内脏不足，又一变为虚寒，此病情阴阳转化之常规，不足异者。"此处阐明消渴始于燥热、阴虚，阴阳互根，阴病及阳而致脾阳虚的发病机制。

（3）肾阳虚：腰膝酸冷，五更泄泻，伴形寒肢冷，小便清长，或腰以下肿，阳痿遗精，舌胖质淡，苔白，脉沉迟。本证多见于糖尿病并发糖尿病肾病、肾功能不全、性功能障碍等。

本证多为消渴病日久，由浅入深，由上焦肺胃下传于肾，由阴病及阳而致肾阳虚，可见肾阳虚为消渴病之后期。肾阳亏虚，命门火衰，火不生土，而致脾肾阳虚，运化失司则五更泄泻；肾阳不足，开阖失司，水湿泛溢而致腰以下水肿；阳虚则机体失于温煦而腰膝酸冷；命门火衰，阳事不举；肾阳为人体诸阳之本，是功能活动的原动力，肾气虚，肾阳亏损，无以气化而精神萎靡；阳气不能外达四末，故形寒肢冷；阳虚气化不利，则小便清长。如《金匮翼》中指出："若腰肾虚冷，不能蒸化于上，谷气则尽下而为小便，故甘味不变，下多不止，食饮虽多而肌肤枯槁。"《金匮要略》云："男子消渴，小便反多，以饮一斗，小便一斗，肾气丸主之。""阳气不化则水精不布，水不得火则有降无升，所以直入膀胱而饮一溲二，以致泉源不滋，天壤枯涸者，是皆真阳不足，火亏于下之消证也。"此处论述了肾阳虚衰的临床表现及其发病机制。

5. 兼夹证

糖尿病临床上除上述热盛、阴虚、气虚、阳虚四大证候外，还有夹湿和夹瘀等兼夹证。

（1）夹湿证：按所夹湿邪寒热的不同，又可分为湿热证和寒湿证。

①湿热证：脘腹胀满，口甜纳呆，恶心呕吐，口渴而不多饮，伴肢体重着，头重如裹，舌体胖大质淡，苔黄腻，脉滑数或弦滑。本证多见于1型糖尿病早期尚未得到治疗、糖尿病血糖未能得到控制或糖尿病应激情况下发生急性糖尿病酮症酸中毒者。

本证多因饮食不节，嗜食醇酒厚味，导致湿热内蕴，脾胃不和。《素问·奇病论》记载："有病口甘者，病名为何？何以得之？岐伯曰：此五气之溢也，名曰脾瘅。夫五味入口，藏于胃，脾为之行其精气，津液在脾，故令人口甘也。此肥美之所发也，此人必数食甘美而多肥也，肥者令人内热，甘者令人中满，故其气上溢，转为消渴。"此处阐明了甘美肥腻之品可壅滞中焦，致脘腹胀满而纳呆；脾喜燥而恶湿，脾中积热，必夹湿浊，湿浊中阻，升降失司，胃气上逆而恶心呕吐；湿为阴邪，性重着黏腻，机体被湿所困则重着，湿浊上蒙清窍而头重如裹；湿热化燥伤阴而口渴，湿滞中焦则口渴而不多饮；甘为脾之味，脾湿泛溢则口甘。

②寒湿证：脘腹胀满，便溏泄泻，伴有恶心呕吐，形寒怕冷，面色㿠白，四肢不温，舌体胖大质淡，苔白腻，脉沉迟无力。本证多见于糖尿病后期胃肠自主神经功能紊乱者。

脾胃阳虚，寒湿中阻，气机不畅而脘腹胀满；脾湿泛溢，而口甜纳呆；脾阳虚亏，中寒复生，运化失司而便溏泄泻；阳虚不能温煦机体四末则形寒怕冷，四肢不温；脾虚水谷精微不能上荣于面，则面色㿠白无华。

（2）夹瘀证：肢体麻木，刺痛不移，唇舌紫暗，或舌有瘀斑，舌下青筋显露，伴手足发紫发冷，胸痹心痛，或眼花目暗，或中风不语，半身不遂，苔薄白或薄黄，脉沉细或脉涩不利。本证多见于糖尿病并发心血管病变、脑血管病变、视网膜病变及周围神经病变等。

本证由于消渴病日久，耗阴伤气。阴虚必耗血，阴血同源，阴血不足，血脉不充，血行不畅而血脉瘀滞；气为血之帅，气虚不能帅血，血行不畅，血脉瘀阻；阴虚之极，而致阳虚，阳虚生内寒，寒凝血瘀，血行不畅等亦可导致血瘀；血脉瘀阻，血不养筋，筋脉失养而肢体麻木，中风不语，半身不遂；血脉瘀阻不通则痛，而胸痹心痛；寒凝血瘀，阳虚不能温煦四肢，则手足发紫发冷；血虚不能养肝明目，肝脉瘀阻则眼花目暗，唇舌紫暗。舌下青筋显露等均为血瘀之候。

（二）分型辨证

林兰通过对临床大样本病例的观察，发现热盛、阴虚、气虚、阳虚这四大证候一般并非单独出现，往往两种以上证候互相掺杂相见，且证候演变有一定的规律。她通过结合客观指标与微观检测，经过统计分析得出规律性的结论，将糖尿病归纳为下列三种证型。

1. 阴虚热盛型

阴虚热盛型为以热盛证候为主，兼有阴虚证者。阴虚热盛型表现为肺燥阴伤，口渴引饮；胃火亢盛，消谷善饥，溲赤便秘；肝火偏亢，急躁易怒，面红目赤；心火亢盛，心烦失眠，心悸怔忡等症。本证型多见于糖尿病早期或血糖未得到良好控制或对糖尿病感到恐惧、焦虑者。

2. 气阴两虚型

气阴两虚型为以气虚证候为主，兼有阴虚证者。气阴两虚型表现为脾气不足，面色㿠白，倦怠乏力；心气不足，心悸气短，失眠多梦；肾阴不足，耳鸣失聪，腰酸膝软；肺阴不足，咽干舌燥，干咳无痰；肝阴不足，头晕目眩等症。本证型多见于糖尿病中期，病程较长，并发不同程度的心脏病变、听神经病变者。

3. 阴阳两虚型

阴阳两虚型为以阳虚证候为主，兼有阴虚证者。阴阳两虚型表现为肾阳虚亏之面色苍白无华，形寒肢冷，阳痿早泄，腰酸耳鸣，夜尿频数；脾阳虚亏之神疲倦怠，面色㿠白，脘腹胀满，大便溏薄；脾肾阳虚之五更泄泻；胸阳不振之胸闷憋气，心悸气短，唇舌青紫等症。本证型多见于糖尿病后期，并发心、肾等多脏器功能不全及胃肠功能紊乱者。

林兰将糖尿病分三型进行辨证，代表了糖尿病发展全过程中的早、中、晚三个不同阶段。阴虚热盛型为早期，见于糖尿病起始阶段；气阴两虚型为中期，在糖尿病患者中所占比例最高，为糖尿病基本证型；阴阳两虚型为晚期，见于糖尿病发展到最后的归宿阶段。这种动态演变符合西医学中将 2 型糖尿病病情进展分为胰岛素抵抗、胰岛 β 细胞功能紊乱、胰岛 β 细胞功能衰竭的规律。其中，阴虚证贯穿糖尿病病程之始终，是三型的共性，是导致糖尿病发生与发展的内在因素，为糖尿病之本；痰湿、血瘀等是糖尿病兼症的病因和病理产物，为糖尿病之标，多见于糖尿病代谢综合征的替代终点和非致死性终点。

（三）分型论治

1. 阴虚热盛型

阴虚热盛型以心烦怕热，急躁易怒，渴喜冷饮，易饥多食，溲赤便秘，舌红苔黄，脉弦数等热盛证候为主，兼有咽干舌燥，五心烦热，潮热盗汗，头晕目眩，耳鸣腰酸，心悸失眠，遗精早泄等阴虚证候。本型多见于糖尿病早期患者，其临床表现以热证、实证为主。由于病变脏腑不同，个体禀赋不一，可进行以下分证论治。

（1）肺胃热盛：口渴引饮，小便频数，饮一溲一，口干舌燥，消谷善饥，形体消瘦，大便秘结，舌红苔黄，脉滑或洪数。本证多见于糖尿病高血糖或并发急性酮症酸中毒者。

本证以口渴引饮、渴欲饮水不能自禁为突出表现，多因恣食辛辣，醇酒厚味，或情志郁结，日久化火，酿生内热，热烁肺津。热势弥漫，肺无以敷布而口渴引饮，口干舌燥；肺失治节，水液直趋膀胱而饮一溲一；阳明燥热而大便秘结。《金匮要略》指出："渴欲饮水，口干舌燥者，白虎加人参汤主之。"《金匮要略心典》批注："此肺胃热盛伤津，故以白虎清热，人参生津止渴，盖即所谓上消膈消之证。"此处阐明本证以清泄肺胃，生津止渴为主要治则。方药以白虎汤或消渴方加减为宜。

（2）胃火炽盛：渴喜冷饮，易饥多食，口舌生疮，口有秽臭，牙龈肿痛，伴心烦失眠，溲赤便秘，舌红，苔黄腻，脉滑数。本证多见于糖尿病高血糖并发口腔病变。

本证系因饮食不节，过食辛热之品；或外感六淫，久郁化火，蕴热与胃火相并。胃火炽盛而易饥多食；热灼阴伤而渴喜冷饮；胃火上炎而牙龈肿痛，口舌生疮；胃中热毒秽气上逆，则口有臭味；心火亢盛扰乱心神，神不守舍而心烦失眠。《医学体用》云："无论六淫之火，五志之阳，以及辛热炙煿之气，郁集于阳明，聚久不散，郁而化火，火结于胃，消烁其津液，名曰中消。故中消者，因火热之势日盛，火上升则消谷，已食如饥，食得下则被烁。"此处精辟地阐述了中消的病因和发病机制。治拟以清泄胃火，宁心安神。方药可选玉女煎加味。

（3）心火亢盛：烦热渴饮，焦虑失眠，口舌生疮，心悸怔忡，小便短赤，大便秘结，舌红，苔黄腻，脉滑数。本证多见于糖尿病初发患者，对糖尿病产生焦虑、抑郁、恐惧、悲观、紧张状态等。

本证为思虑过度，耗伤心阴，心阴不足，心火亢盛，或肾水不足，水不上承，水火不济，心火独亢。心火独亢而烦热急躁；热耗心阴，神失所舍则心烦失眠，心失所养而心悸怔忡；心火上炎则口舌生疮；热伤阴津则渴欲冷饮；心移热于小肠而小便短赤；热耗津液，则大便秘结。舌脉均为热盛之候。治拟以清心泻火，滋养心肾。方药宜选泻心汤合黄连阿胶汤加减。

（4）相火炽盛：潮热盗汗，腰酸耳鸣，阳强早泄，五心烦热，溲黄便秘，舌红，苔黄，脉弦细数。

本证系肾阴素亏，相火炽盛，或肝阴亏乏，肝火亢盛，肾水亏竭。肝肾乙癸同源，阴不制阳，相火炽盛则阳强早泄；腰为肾之府，开窍于耳，肾阴不足，则腰酸耳鸣；阴虚内热则五心烦热，溲黄便秘。舌脉均为虚热之候。治拟以滋肾泻肝，清泄相火。方药宜选知柏地黄汤合镇肝汤加减。

（5）肝火上炎：急躁易怒，头晕目眩，面红目赤，口渴多饮，溲黄便秘，苔薄黄，脉弦滑数。本证多见于糖尿病并发高血压者。

本证系因情志怫郁，或恚怒伤肝而致肝郁化火，肝阴被灼。肝与肾为乙癸同源，肝赖肾水之涵养，肾水不足，水不涵木，或肝阴自亏，阴不制阳，肝阳偏亢则急躁易怒，面红目赤；肝火上扰清窍而头晕目眩；水不上承则口渴多饮；阴虚内热，则溲黄便秘。舌红，苔黄，脉弦数均为肝火上炎之候。治拟以滋阴潜阳。方药宜选天麻钩藤饮合知柏地黄丸加减。

2. 气阴两虚型

气阴两虚系指机体元气和真阴不足，既有肺、脾、肾三脏元气亏虚之证，又有五脏阴液内耗之候。本型见于糖尿病中期阶段，多由热盛耗伤气阴演变而来。本型以脏腑病变为基础，按气阴两虚的程度进行分证论治：

（1）心肺两虚：神疲乏力，自汗气短，心悸失眠，怔忡健忘，五心烦热，咽干舌燥，舌红。苔薄，脉细数。本证多见于糖尿病并发交感神经兴奋、心脏神经病变。

本证系由阴虚热盛型演变而来，由于壮火食气，热盛伤阴，而致心肺气阴两虚。心主神明，心阴不足，神失所舍而心悸失眠，怔忡健忘；心阴亏虚，心火偏旺则五心烦热；肺主一身之气，肺主皮毛，肺气虚，腠理不固则汗出气短，神疲乏力；心肺阴虚而咽干舌燥。治拟以益气养阴，宁心敛肺为主要法则。方药宜选生脉饮加味。

（2）心脾两虚：心悸健忘，少寐多梦，面色萎黄，少食倦怠，形体消瘦，腹胀便溏，气短神怯，舌淡，苔白腻，脉濡细。本证多见于糖尿病并发胃肠神经功能紊乱。

本证多因思虑过度，劳伤心脾，或饮食不节，损伤脾胃，脾失运化而致心脾两虚。心气阴不足，心失所养而心悸健忘，少寐多梦，气短神怯。脾为后天之本，水谷生化之源，主四肢，其华在面。脾运不健，水谷精微不能濡养周身、四肢，而少食倦怠，形体消瘦，腹胀便溏；脾气不足不能上荣于面，则面色萎黄。舌脉均为虚象。治拟以补益心脾为主要治则。方药宜选归脾汤加味。

（3）肝肾两虚：头晕目眩，急躁易怒，腰酸耳鸣，遗精盗汗，五心烦热，舌红，苔薄，脉弦数。本证多见于糖尿病并发高血压和（或）听神经、性神经功能障碍。

本证多因肝肾阴虚、肝阴虚致肝阳偏亢，或肾阴虚致水不涵木而发。肝阳上扰头目则头晕目眩、急躁易怒；肾开窍于耳，肾虚则耳鸣失聪；肾主二阴，肾阴亏虚，精关失固而遗精盗汗。治拟以补肝益肾，滋阴潜阳。方药宜选大补阴丸合杞菊地黄汤加减。

（4）心肾两虚：心烦失眠，心悸健忘，头晕耳鸣，腰膝酸软，形体消瘦，遗精盗汗，咽干潮热，夜尿频数，舌红，少苔或花剥苔，脉细数。本证多见于糖尿病心脏神经病变、听神经病变者。

本证系因久病耗伤气阴，或劳役、色欲之火消耗真阴，导致心肾阴亏。《素问·评热病论》云："阴虚者，阳必凑之，故少气时热而汗出也。"《血证论》指出："盗汗者，睡则出汗，醒则渐收，因阴气空虚，睡则卫气乘虚陷入阴中，表无护卫，荣中之火，独旺于外，蒸热而汗，醒则气周于表而汗止。"心肾阴亏，真阴不足，精不化气，故形体消瘦；精虚髓减，髓不充于脑，则健忘、头晕、耳鸣；髓不充于肾则腰膝酸软；心肾阴虚，水亏火动，心肾不交，则心烦失眠、心悸健忘；热扰精室而遗精；阴虚无以敛阳，虚火上浮则潮热；肾虚开阖失司而夜尿频数。治拟以养心益肾。方药宜选补心丹合交泰丸加减。

（5）脾肾两虚：倦怠乏力，气短懒言，胸闷憋气，脘腹胀满，腰膝酸软，虚浮便溏，舌淡体胖，脉虚细无力。本证多见于糖尿病并发糖尿病心肌病、早期糖尿病肾病者。

《灵枢·本脏》谓："脾脆，则善病消瘅易伤。"消渴病经久不愈或思虑太过，内伤脾气，脾不健运则倦怠乏力、气短懒言、脘腹胀满、胸闷憋气；脾虚肾失濡养，腰为肾之府、膝为筋之府，肾虚而腰膝酸软。治拟以补益脾肾。方药宜选异功散合麦味地黄汤加减。

（6）心肝两虚：头晕目眩，心悸怔忡，心胸作痛，失眠健忘，心烦易怒，舌红，苔薄，脉弦数。本证多见于糖尿病并发高血压、冠心病、自主神经病变者。

心主血、肝藏血，内伤劳倦，耗伤心气心血；心属火、肝属木，心血不足，子盗母气，肝失所藏或化源不足，导致血不养心；心失所养，神不守舍则心悸怔忡、失眠健忘；肝血虚，虚阳上扰则头晕目眩、心烦易怒。舌脉均为心肝不足之象。治拟以平肝潜阳，养心安神。方药宜选当归补血汤合一贯煎加减。

（7）肺气阴两虚：干咳无痰，气短语怯，神疲乏力，面色苍白无华，自汗盗汗，口干咽燥，潮热颧红，舌嫩红，少苔，脉细数无力。本证多见于糖尿病并发肺结核或慢性支气管炎者。

本证多因久病耗伤气阴所致，表现为全身虚弱。肺主气，司呼吸，肺气虚，肺失肃降，而干咳无痰、气短语怯；肺气不足则神疲乏力、面色苍白无华；气虚卫外不固则自汗；阴虚营阴外泄而盗汗；肺阴虚，虚火上炎而颧红潮热，阴虚津不上承而口干咽燥。舌脉均为气阴两虚之候。治拟以补益肺气，养肺阴。方药宜选沙参麦冬汤合生脉饮加减。

3. 阴阳两虚型

本型多因糖尿病久病难复或阳损及阴而导致全身阴阳俱虚、功能衰退，并发症多而重，为糖尿病后期阶段。本型以脏腑病变为基础，由于病位不同、阴阳偏胜各异，按其不同脏腑阴阳的偏胜而分以下 6 型。

（1）肾阴阳两虚：畏寒倦卧，手足心热，口干咽燥，但喜热饮，眩晕耳鸣，腰膝酸软，小便清长或淋沥不尽，阳痿遗精，女子不孕或带下清稀，舌淡，苔白，脉沉细。本证多见于糖尿病合并性功能障碍，低三碘甲状腺原氨酸（T_3）、四碘甲状腺原氨酸（T_4）综合征，神经源性膀胱者。

本证系因禀赋不充，或年高肾亏，或久病及肾，或劳伤过度，导致肾精亏耗。肾阳虚则脏腑失于温煦，而畏寒倦卧；肾主气化而藏精，肾气不足，气化无权，肾失封藏则阴精外泄，气化固摄无权则小便清长或淋沥不尽；肾阳虚亏，精关失固则男子阳痿遗精、女子不孕或带下清稀，肾精不能充养则耳鸣失聪；腰为肾之府，肾虚则腰膝酸软；气不化津，津不上承则口干咽燥、手足心热；阳虚喜温则渴喜热饮。治拟以滋阴温阳。方药宜选右归饮加味。

（2）肝肾阳虚：头晕健忘，腰膝酸软，四肢欠温，肢体麻木，半身不遂，耳聋耳鸣，舌红，苔薄，脉弦数。本证多见于糖尿病并发脑血管病变、糖尿病神经病变、糖尿病高血压者。

肾阳不足，四末失于温煦则四肢欠温；寒凝血瘀，痰瘀交阻，筋脉失养则肢体麻木、半身不遂；肾虚则两耳失聪。证属消渴病阴阳两虚型之肝肾两虚者，常兼夹寒湿血瘀。治拟以温补脾肾，通络开窍。方选地黄饮子合补阳还五汤。

（3）脾胃阳虚：胃脘冷痛，泛吐清水，胸闷纳呆，面色萎黄，面目浮肿，神疲倦怠，四肢清冷，便溏泄泻，舌淡体胖，苔白滑，脉沉细无力。本证多见于糖尿病肾病或肾功能不全、胃肠功能紊乱、胃轻瘫、代谢功能低下者。

本证多因素体阳气不足，脾失温煦，或过食生冷，损伤脾胃，或久病失养，或投药过于寒凉，导致中焦脾胃虚寒，运化无权，水湿内停。脾胃升降失司，则泛吐清水、胸闷纳呆；湿浊中阻，气机不畅而胃脘冷痛；脾胃阳虚，水谷不化，生化乏源，精微不布而面色萎黄、神疲倦怠；脾虚阳气不能温煦四末而肢冷。治拟以温补脾胃为主要法则。方药宜选大建中汤、小建中汤加减。

（4）心肾阳虚：心悸气短，胸闷憋气，心胸作痛，头晕作眩，面色㿠白，倦怠乏力，舌体胖，舌质淡，苔薄白，脉沉细或结代。本证多见于糖尿病心肌病或心功能不全、糖尿病肾病或肾功能不全者。

本证多因消渴病日久耗伤胸阳之气，或年老久病阳虚，禀赋不足而致心阳虚衰，阴寒内盛，或痰浊阻遏胸阳，致胸阳不振、清阳闭塞。瘀血阻滞心脉，则胸闷憋气、心胸作痛、痛有定处；痰饮内停，水气上逆，则头晕作眩、心悸气短，动则尤甚。治拟以温阳通痹。方药可选用桂枝瓜蒌薤白汤加味。

加减：胸闷心悸、喘息不能平卧者，加核桃肉、女贞子、莱菔子以补肾纳气；浮肿、尿少甚者，加车前子、大腹皮、生姜皮、冬瓜皮、桑白皮等利水消肿；胸闷憋气甚者加全瓜蒌、枳实，以宽中理气。

（5）心阳虚衰：形寒肢冷，心悸怔忡，胸闷气短，身倦欲寐，唇甲青紫，小便短少，悉身浮肿，舌质淡胖或紫暗，苔白滑，脉沉细无力。本证多见于糖尿病心脏病心力衰竭者。

本证多由消渴久病不愈或劳倦内伤，致命门火衰，心肾阳虚。肾阳亏虚，肢体失于温煦而阴寒内盛、血行瘀滞、水湿内停；心肾阳虚，鼓动无力，胸阳不振而心悸怔忡、胸闷气短；水湿泛溢而悉身浮肿、小便短少；阳虚不能通达四肢则形寒肢冷；阳虚寒凝，血脉瘀滞而唇甲青紫。舌脉均为阳虚之象。治拟以温肾阳，通心阳。方药宜选用真武汤合保元汤加减。

（6）脾肾阳虚：形寒肢冷，面色㿠白，神疲乏力，腰酸阳痿，脘腹胀满，食纳不香，小便频数，余沥不尽，面目浮肿，五更泄泻，舌淡体胖，脉沉细。本证多见于糖尿病肾病肾功能不全、性功能减退、代谢功能低下（低 T_3、T_4 综合征）者。

本证多因禀赋不足、年高肾阳虚亏、久病肾阴不足而耗伤肾阳，或劳伤过度致肾阳肾精亏耗。肾阳虚衰，命门之火式微，而形寒肢冷、面色㿠白、腰膝酸软、阳痿遗精、宫寒不孕；肾气虚，开阖失司，则小便频数、余沥不尽；命门火衰无以温煦脾土，脾肾阳虚，健运失司，则五更泄泻；水湿泛溢而面目浮肿。治拟以温补脾肾。方药选用四神丸合四君子汤加减。

二、甲状腺疾病辨治方法

中医古籍中无"甲状腺"的称谓记载，根据甲状腺疾病的临床表现可将其归属"瘿病""瘿瘤"等范畴。甲状腺体积虽小，但在人的生命活动中发挥着举足轻重的生理作用，而中医古籍中并无其脏腑归属的相关记述。林兰通过研究甲状腺的解剖位置及经络循行，并结合多年的临床实践，首次提出甲状腺隶属于"奇恒之腑"的理论，认为甲状腺具有"助肝疏泄""助肾生阳"的生理功能。林兰对于甲状腺疾病的辨治主要有以下几个方面。

（一）辨阴阳虚实

阴阳是相互对立的一组概念，在甲状腺疾病的表现方面二者对比尤为鲜明。病理情况下，阳盛为机体代谢相对亢盛的状态，多见怕热、多汗、急躁易怒、心慌、手抖、食欲亢进、体重减轻等；阴盛为机体代谢相对低下的状态，多见怕冷、反应迟钝、乏力倦怠、食欲减退、体重增加，甚至肢体水肿等。临床要注意辨别阴阳属性偏盛的虚实，如患者的病理本质为阴虚，阴不制阳也可出现阳热相对亢盛的诸多临床表现，如舌红少苔、脉细数等。因此临证要四诊合参，综合把握。

（二）辨病变脏腑

甲状腺疾病的病位主要在甲状腺，其发病与其他脏腑亦有联系，尤其与肝、脾、心、肾密切相关。甲状腺位于颈前两侧，其位置与肝经循行相近，《灵枢·经脉》记载："肝足厥阴之脉……上贯膈，布胁肋，循喉咙之后，上入颃颡。"同时，甲状腺功能亢进症等疾病的发生与情志密切相关，肝主疏泄气机、调畅情志，因此肝失疏泄是其重要病因。肾为先天之本，内寄元阴元阳，主一身脏腑阳气的生发，振奋整体生理功能，"五脏之阳气，非此不能发"。肾阳虚衰以致温煦功能下降，气化无权，开阖失司，水液停聚，为痰为饮，出现畏寒肢冷、乏力倦怠、水肿等甲状腺功能减退的典型表现。

（三）辨病理产物

津液血的运行有赖于气的推动，气机郁滞或肝郁日久而化火，则津血失于布散畅通，津凝成痰、血留为瘀；若饮食不节或水土失宜，影响脾胃运化，水液不归正化，亦可聚湿为痰。诸多因素共同作用终致痰凝、血瘀相合搏结，交阻壅结于颈前而发为本病。如《外科正宗·瘿瘤论》云："夫人生瘿瘤之症，非阴阳正气结肿，乃五脏瘀血、浊气、痰滞而成。"

第二节　诊疗技术

一、四诊合参

传统的中医四诊是医师通过望、闻、问、切四种诊察手段采集患者症状、体征等信息，从而为辨证论治提供准备的过程。林兰认为，四诊各自具有相对的独立性和片面性，只有四诊合参，互相补充、互相印证，才能在疾病的认识上不断提升，从整体把握疾病信息，进而准确、全面地了解疾病。对于糖尿病的诊察，望诊和问诊是关键。

望诊是医师接触患者时取得的第一手资料，可直观地采集患者信息，快速对患者作出基本判断，被称为"四诊之首"，其重要性可见一斑。《难经·六十一难》指出："经言望而知之谓之神……望而知之者，望见其五色以知其病。"此处强调熟练掌握望诊在临床辨证上的关键作用。人的形体组织内合五脏，故望形体可以了解内脏精气的盛衰。内盛则外强，内衰则外弱。《素问·三部九候论》曰："必先度其形之肥瘦，以调其气之虚实。"形体胖瘦的对于临床有重要的指导意义。例如，肥胖多因嗜食肥甘、喜静少动、脾失健运、水湿难以周流、痰湿脂膏积聚等原因所致，故有"肥人湿多""肥人多痰"之说，临床多见于2型糖尿病的早期和（或）合并高脂血症、代谢综合征、多囊卵巢综合征、睡眠呼吸暂停综合征等；消瘦者多见肢体瘦削，可伴有潮热盗汗、口咽干燥、两颧发红、五心烦热等症，多属阴血不足、内有虚火的表现，故有"瘦人多火"之说，临床多见于1型糖尿病、2型糖尿病的中后期，以及甲状腺功能亢进症等。

问诊可通过询问患者或陪诊者，了解疾病的发生、发展、治疗经过、现在症状和其他有关的情况，以诊察疾病。问诊可充分收集其他三诊无法取得且与辨证关系密切的资料，如疾病发生的时间、地点、原因或诱因，以及治疗的经过、自觉症状、既往健康情况等。这些通常是辨证中不可缺少的重要内容。医生掌握了这些内容有利于对疾病的病因、病位、病性做出正确的判断。林兰强调，在问诊时要注意抓主要矛盾，围绕主要矛盾进行归纳分析，再根据线索进一步详细深入问诊，这样对疾病才能有全面的认识。

随着科技的不断进步，西医学诊察疾病的手段也在不断更新和完善。林兰倡导中西医学融合汇通，临床上应充分参考和借鉴西医学的诊疗手段和技术，以全面认识和掌握病情，为中西医结合诊治疾病提供方便。

二、糖尿病相关检查

（一）血糖

血糖是糖尿病诊断和治疗评估的最重要指标之一。血糖监测是糖尿病患者自我管理中的重要组成部分，有助于动态评估患者的血糖控制情况、制订合理的降糖方案。林兰推荐患者使用"周循环7次血糖测定法"，即患者1周7天分别监测早餐前、早餐后、午餐前、午餐后、晚餐前、晚餐后、睡前的血糖。这样既大大缓解了患者1天内测7次血糖的不便，医生又可掌握患者血糖控制的整体情况。

（二）胰岛相关自身抗体

胰岛相关自身抗体包括抗胰岛素自身抗体（IAA）、胰岛细胞抗体（ICA）、谷氨酸脱羧酶抗体（GADA）、酪氨酸磷酸酶抗体（IA2）等。胰岛相关自身抗体的检测有助于鉴别诊断胰岛素依赖型糖尿病和非胰岛素依赖型糖尿病。准确分型可指导医生有针对性地为患者提供治疗方案。

（三）糖化血红蛋白

临床上，由于患者就诊时间有限，空腹血糖、餐后血糖或随机血糖的测定往往仅能反映某一时间点的即刻血糖情况，而糖化血红蛋白检测则能反映患者近期2～3个月的血糖水平，是评价长期血糖控制的"金标准"，也是指导临床调整治疗方案的重要依据，并与糖尿病慢性并发症（尤其是微血管并发症）密切相关。这对糖尿病并发症的风险预测具有重要的意义。

三、甲状腺疾病相关检查

（一）甲状腺功能

甲状腺功能检查是甲状腺疾病最常见的实验室检查项目。通过不同物质含量的比例，判断甲状腺的相关功能是否正常，从而为患者是否患有甲状腺功能亢进症、甲状腺功能减退等内分泌疾病作出判断。林兰建议甲状腺功能亢进症或甲状腺功能减退症（简称"甲减"）患者在治疗期间每月复查一次甲状腺功能以评估病情，并参考相关指标及时调整用药，以免造成药物性甲亢或甲减。疾病恢复期或停药后可每 2 ～ 3 个月甚至半年复查一次甲状腺功能，以评估后续巩固治疗情况。

（二）甲状腺彩超

甲状腺彩色超声（简称"彩超"）是指对甲状腺进行声像学检查。医生通过彩色超声仪器能清晰地观察患者甲状腺肿物、结节、肿大、炎症；可发现甲状腺肿、甲状腺囊肿、甲状腺炎、甲状腺瘤、甲状腺癌等疾病。甲状腺彩超除可对甲状腺本身进行检查外，还可进一步了解颈部淋巴结的分布及其大小、形态、内部回声等。医生通过彩超了解患者的颈部淋巴结的情况，一则可以帮助查找原发病灶，二则对甲状腺肿瘤疾病的诊断与鉴别诊断也有重要意义。

第三节　用药特点

一、药味精简，药性平和

林兰从医 60 余年，在中医药治疗内科杂病尤其是内分泌系统疾病方面经验颇丰，但其治疗处方中却很少使用奇方奇药，基本上都是中医学子非常熟悉的常见方药。林兰临床所用方剂多是在古人经典成方的基础上进行加减化裁，常用的经典方剂包括二陈汤、丹参饮、平胃散、良附丸、温胆汤、生脉饮、柴胡疏肝散、六味地黄汤、二仙汤、桃红四物汤、黄芪桂枝五物汤等。多数糖尿病、甲状腺疾病、代谢综合征等门诊患者均是慢性病，治疗周期相对较长。对于这样的患者，林兰临床处方用药多在20味以内，尽管药味精简，但疗效卓著，颇有"四两拨千斤"的作用。这在保证疗效的基础上，一方面减轻了患者的经济负担；另一方面又大大减少了患者对服药的抵触情绪，提高了治疗的依从性。林兰认为，中医经典名方是几千年中医药临床应用实践经验的宝贵结晶，是中医方剂经过"大浪淘沙"般的反复验证后留存下来的精华部分，这些经典名方之所以能够应用自如、得心应手，关键在于其配伍严谨，临床应用时要方证对应。

疾病的发生发展过程都是由于致病因素作用于人体，引起机体阴阳的偏盛、偏衰，以及脏腑、经络功能失常的结果。药物之所以能够针对病性治疗疾病，是因为其具有偏性，故能纠正疾病导致的人体阴阳的偏盛或偏衰。徐灵胎指出："凡药之用，或取其气，或取其味……各以其所偏胜而即资之疗疾，故能补偏救弊，调和脏腑。深求其理，可自得之。"因此，治疗疾病当"寒者热之，热者寒之，微者逆之，甚者从之，坚者削之，客者除之"。林兰认为，糖尿病及其并发症、甲状腺疾病及其他内科杂病多为慢性病，其发病大多是在个人体质的基础上，加之致病因素长期的诱导所致。因此，疾病治疗也宜循序渐进，缓缓图之，纠正偏颇，最终达到"中和"的生理状态。林兰处方中所用之药，药性多中正平和，较少应用辛热燥烈、苦寒清下、大补滋腻之品，而是以常药配伍却屡获奇效。

二、重视整体，动态用药

整体观念是中医学认识和治疗疾病的基本理念，是关于人体自身的完整性及人与自然、社会环境的统一性的认识。整体观念追求机体整体和局部平衡、和谐的思想，贯穿中医的病因、病机、诊断、辨证、施治和养生等各个方面。中医药有整体调节的独特优势，中医学防治疾病的目的是恢复机体自身阴阳平衡、维持机体稳定状态，而并非以单纯某项指标达到正常值作为治疗目标。林兰在临床治疗疾病的过程中，注重整体观念，尤其重视阴阳互根、五脏一体、气血相关、本病与并发症相关，并且不拘泥于简单的框架之内，而是结合相关脏腑特征，察其气血阴阳。例如，林兰在治疗糖尿病肾病或甲状腺功能减退等以肾阳亏虚为主要表现的疾病时，在遣方用药方面尤其重视阴阳互根互济的思想，以阴阳并补、阴中求阳。正如《景岳全书》所言："善补阳者，必于阴中求阳，则阳得阴助而生化无穷；善补阴者，必于阳中求阴，则阴得阳升而泉源不竭。"例如，在处方中，林兰多以六味地黄汤为基础方，在生地黄、熟地黄、山茱萸、山药等大队滋阴药中加用温阳药。这既避免了药性的偏颇，又将温补建立在"阴平阳秘"的基础上，以促进机体逐渐向愈。

林兰认为，内分泌系统疾病病程缠绵，对其治疗是长期综合调理的过程，切勿操之过急；也不可仅仅局限于药物干预，情志调摄、饮食宜忌等生活养护各个方面都关乎患者的预后。在情志方面，临床患者尤其是甲状腺疾病患者受病情影响，本身就存在情绪异常倾向，加之在治疗过程中较常出现检查指标波动或症状变化，心情亦可受其影响，进而出现焦虑、烦躁或抑郁等表现。因此，林兰强调医生要格外注重对患者进行必要的心理疏导和安慰，加强医患沟通，减轻患者的心理压力，树立其坚持治疗的信心。在饮食方面上，林兰嘱咐患者要避免过食生冷以免妨碍脾胃之运化，避免进食辛辣刺激性食物以免伤阴化燥助火。此外，林兰还嘱咐患者，在疾病治疗和恢复期间，应避免因过劳而进一步损伤机体精气，以防加重病情。

三、衷中参西，兼收并蓄

林兰倡导中西医并举，二者取长补短。如在治疗甲状腺功能亢进症时，对于甲状腺功能指标稍高一点的阴虚阳亢患者，林兰常单用甲亢宁胶囊等中药或中成药进行治疗，如果应用西药也并非将西药用至足量。比如，西医应用西药治疗甲状腺功能亢进症的经验一般足量标准为：应用甲巯咪唑 10mg，每 6 小时 1 次；或丙硫氧嘧啶 100mg，每 6 小时 1 次；或甲巯咪唑 15mg，每日 3 次；或丙硫氧嘧啶 100mg，每日 3 次。应用大剂量西药对于患者的肝功能、血白细胞水平均有不同程度的影响。对于需要使用西药的患者，林兰通过逐渐摸索临床经验，在联合中药的基础上将西药减量。她在治疗此类甲状腺功能亢进患者时，首先应用 1 个月西药治疗，使甲状腺功能尽快恢复正常。西药通常是以甲巯咪唑 5mg，每日 3 次；或丙硫氧嘧啶 50mg，每日 3 次。这个剂量是中西医结合治疗中抗甲状腺西药的治疗剂量。一般西药治疗需经历治疗期、减药期和维持量期。患者应用 1 个月西药后，如果甲状腺功能正常，则甲巯咪唑减为 5mg，每日 2 次；或丙硫氧嘧啶 50mg，每日 2 次。患者再如上法应用 1 个月西药后，如果甲状腺功能还正常，则甲巯咪唑减为 5mg，每日 1 次；或丙硫氧嘧啶 50mg，每日 1 次。患者而后以此剂量维持治疗半年，以防止复发。对于甲状腺功能反复波动的患者，可用甲巯咪唑或丙硫氧嘧啶 1/4 片至 1/2 片，持续用药 2 年，复发率可大大降低。应用上述中西医结合疗法，患者的血常规、肝功能很少出现异常。这种中西医结合的治疗方法，可使甲亢治疗周期缩短、症状缓解率提高，往往获得满意的临床疗效。西医学治疗甲状腺功能减退主要应用甲状腺激素替代治疗方法和对症处理，长时间用此方法可能出现多种不良反应。林兰主张中药联合小剂量左甲状腺素钠片治疗甲减以提升治疗效果、整体改善患者症状，往往收效明显，在一定程度上也可以减轻患者长期服用西药带来的不良反应。

第四节　核心方药

　　林兰临床治疗以糖尿病、甲状腺疾病等内分泌疾病为主，也包括不少其他内分泌代谢性疾病和内科杂症。在她 60 余年的临床实践中，总结了很多疗效确切的特色方剂。

　　在治疗糖尿病方面，林兰创立了多首疗效显著的新方剂。如具有滋阴清热功效的"清润方"，主治阴虚热盛型糖尿病；具有益气养阴功效的"滋益方"，主治气阴两虚型糖尿病；具有滋阴补阳功效的"双调方"，主治阴阳两虚型糖尿病。在治疗糖尿病并发症方面，林兰还拟定了"益肾汤""益心汤""益胃汤""糖痛方"等新方剂。在治疗甲状腺疾病方面，林兰创立了以疏肝理气、化痰散结为主要功效的"甲一方"；以滋阴潜阳、化痰散结为主要功效的"甲二方"；以益气养阴、化痰散结为主要功效的"甲三方"等新方剂。

一、清润方

【方剂组成】黄柏、知母、虎杖、大黄、地骨皮等。

【适应证】适用于阴虚热盛型糖尿病患者，多见于糖尿病早期，主要表现为热证、实证。临床症见：心烦怕热，急躁易怒，渴喜冷饮，易饥多食，溲赤便秘，舌红苔黄，脉弦数等热盛证候为主；兼有咽干舌燥，五心烦热，潮热盗汗，头晕目眩，耳鸣腰酸，心悸失眠，遗精早泄等阴虚证。

【组方分析】方中知母味苦，性寒，入肺、胃、肾经，既可清火热，又能养阴津。《神农本草经》称其"主消渴热中"。黄柏味苦，性寒，入肾、膀胱经，功擅清热泻火、燥湿解毒。《本草新编》中指出："黄柏，味苦、微辛，气寒，阴中之阴……乃足少阴妙药，又入足太阳。专能退火解热，消渴最效。"知母、黄柏二药相须为用，滋阴生津，润燥除热。黄柏能制膀胱、命门之火，退虚热；知母能消肺金，滋肾燥而保肾阴，有金水相生之义。历代医家多将知母和黄柏作为滋阴降火的常用配伍。地骨皮味甘、淡，性寒，可清热、除骨蒸，《食疗本草》载地骨皮可"去骨热、消渴"。大黄味苦性寒，能泻火解毒、清热凉血。虎杖味苦，性微寒，可清热解毒、利湿、散瘀血。诸药同用，以清为主，清中有润，共奏滋阴清热之功。

二、滋益方

【方剂组成】太子参、生黄芪、黄精、蒲黄等。

【适应证】适用于气阴两虚型糖尿病患者，既有肺、脾、肾三脏元气亏虚之证，又有五脏阴液内耗之候。本型见于有诸多较轻并发症的糖尿病中期阶段，多为热盛耗伤气阴，以虚证、热证为主，病位在心、肺、脾、肾。针对此型治以益气养阴。

【组方分析】方中太子参味甘、微苦，性微温，能补益。《本草从新》言其能大补元气。太子参具有益气生津之功，可用治消渴。与人参相比，太子参效力较薄，但配黄芪则补益之效大增。黄精性平，既能补肺肾阴阳，又能滋阴生津，常与黄芪同用以治疗阴虚消渴。另外，由于此型多兼见较轻的血管并发症，故加蒲黄以活血化瘀。蒲黄味甘、辛，性凉，入肝、心经。《大同药物学》中记载，蒲黄外用可作止血药，其实兼能消瘀也。

现代药理学证实，太子参多糖可显著降低糖尿病小鼠血糖，并增加其体重、增加肝糖原含量、增加脾脏和胸腺指数。太子参甲醇－水提取液含有稳定的非酶类清除超氧自由基的"超氧化物歧化酶（SOD）样作用"物质，提示太子参具有一定的体外 SOD 样的药理活性。黄芪多糖可以抑制糖尿病心肌病中的糜蛋白酶依赖性心脏局部血管紧张素Ⅱ（Ang Ⅱ）的生成，起到对糖尿病心肌病变的保护作用。黄芪多糖可以显著改善 2 型糖尿病大鼠的胰岛素抵抗，主要表现为降低血糖、升高胰岛素敏感指数（ISI），其作用机制可能与增强腺苷酸活化蛋白激酶（AMPK）活性，增加解偶联蛋白 1（UCP1）表达，改善 2 型糖尿病大鼠能量代谢等途径有关。黄精可增强免疫功能，具有降血糖作用。蒲黄具有降低血清胆固醇和抗动脉粥样硬化的作用。

三、双调方

【方剂组成】党参、白术、胡芦巴、肉苁蓉等。

【适应证】适用于阴阳两虚型糖尿病患者。阴阳两虚型患者多因糖尿病久病难复，阴阳俱虚，或阴损及阳而导致全身阴阳俱虚、功能衰退。本型见于并发症多且重的糖尿病后期阶段。

【组方分析】党参味甘，性平，入肺、脾二经，不腻不燥，善益气，健脾生津。白术味苦、甘，性温，为补脾之要药。胡芦巴味苦，性温，入肝、肾经，可"益火之源，以消阴翳"，有温肾壮阳之功。肉苁蓉味甘、酸、咸，性温，《本草汇言》曰："（肉苁蓉）养命门，滋肾气，补精血之药也……此乃平补之剂，温而不热，补而不峻，暖而不燥，滑而不泄。"

现代药理学证实，党参多糖能降低糖尿病小鼠的血糖，改善小鼠的胰岛素抵抗。白术有加速体内葡萄糖代谢和阻止肝糖原分解的作用；对四氧嘧啶诱发的高血糖小鼠有显著的降血糖作用；其有效成分 B– 桉叶油醇能选择性阻断神经肌肉接头的信号传递，从而增强对糖尿病并发症的治疗作用。胡芦巴所含胡芦巴碱对正常动物和化学诱导的糖尿病动物均具有降血糖作用；胡芦巴脱脂后的提取物中的皂苷也具有降血糖作用；胡芦巴还能阻止或延缓糖尿病肾脏损害，其作用机制可能与其能够降低内皮素、血栓素 B2 水平相关。

四、益肾汤

【方剂组成】生地黄、熟地黄、山茱萸、牡丹皮、泽泻、茯苓、益智、覆盆子。

【适应证】适用于以肾阴阳两虚为主要表现的糖尿病肾病Ⅱ～Ⅳ期患者。

【组方分析】熟地黄、山茱萸、牡丹皮、泽泻、茯苓为六味地黄丸主药，功效为滋补肝肾。益智为治虚寒性遗尿之佳药，具辛温之性，有温肾补虚、固涩缩尿的作用，可除下元虚寒、复肾气，使膀胱约束有权，尿频、遗尿可止。覆盆子性味甘酸而温，甘可补益，酸主收涩，甘酸化阴，甘温助阳，入肾、膀胱经，能益肾脏、缩小便。

五、益心汤

【方剂组成】太子参、麦冬、五味子、炒枣仁、柏子仁。

【适应证】适用于以气阴两虚为主要表现的糖尿病心脏病患者。

【组方分析】太子参、麦冬、五味子益气生津。酸枣仁味酸甘、性平，味酸入肝，色赤入心，心之肝药也，可养肝气、除心烦、安心神，为滋养安神之圣药。柏子仁性平，不寒不燥，甘而能益、辛而能润，能透心肾、补益心脾、滋养肝肾，有养心安神之功。诸药合用，共奏益气养阴安神之功。

六、益胃汤

【方剂组成】丹参、檀香、砂仁、三七。

【适应证】适用于以气滞血瘀为主要表现的糖尿病胃轻瘫患者。

【组方分析】丹参、檀香、砂仁合为丹参饮。丹参味苦，性微寒，色赤入血，可活血补血，还可益气、祛瘀止痛。血之运行有赖气之推动，砂仁辛散温通，香而能窜，入脾胃经，可行气、下气；檀香性温祛寒，芳香化浊。二药相伍，是治疗脾胃湿阻及气滞所致的脘腹胀痛、不思饮食、胸闷脘痞等症的圣药。三七味辛，性温，更助活血化瘀之力。诸药合用，共奏活血祛瘀、行气止痛之功。

七、糖痛方

【方剂组成】当归、白芍、川芎、生地黄、熟地黄、红花、桃仁、牛膝、姜黄、桂枝、土鳖虫、细辛。

【适应证】适用于以阳虚血瘀为主要表现的糖尿病周围神经病变及下肢血管病变患者。

【组方分析】当归、白芍、川芎、地黄、红花、桃仁为桃红四物汤组方，功效为养血活血逐瘀。姜黄辛以祛风，苦以降泄，温能通经，行气散结，活血止痛，能横行关节，尤宜于风湿痹痛。牛膝入肝肾二经，入血分，其味苦能泄闭、酸能收敛，故破血之力较小，有活血祛瘀之功，兼有通血脉、利关节的作用。

八、甲一方

【方剂组成】柴胡、白芍、枳实、半夏、山慈菇、土贝母、连翘、砂仁、郁金等。

【适应证】适用于以肝郁气滞痰凝为主要表现的甲状腺疾病患者。

【组方分析】方中柴胡、白芍、枳实为四逆散主药。四逆散方出自《伤寒论·辨少阴病脉证并治》："少阴病，四逆，其人或咳、或悸、或小便不利、或腹中痛、或泻利下重者，四逆散主之。"其中，柴胡、枳实相配，一升一降，解郁开结以疏达阳气，增强疏肝理气之功；柴胡、芍药相伍，一散一敛，疏肝而不伤阴，且有相反相成之效；芍药、甘草相合为芍药甘草汤，酸甘化阴，柔肝缓急；枳实、芍药相配为枳实芍药散，调和气血。"治其阳者，必调其阴；理其气者，必调气血。"肝气得舒，血行通畅，痰瘀得解，则瘿肿自消。半夏味辛、苦，性温，具走窜之性，有发散、行气、行血作用，用于气滞、痰凝、血瘀等证，因此可治瘿瘤。山慈菇味甘、微辛，性寒，直下力峻，功擅清热解毒、散结化痰。《本草正义》言山慈菇能散坚消结，化痰解毒，其力颇峻。郁金味辛、苦，辛能行气，苦能泄闭，入心、肝二经，又入血分，故能行气解郁，使肝气得舒，气机通畅则积聚自散，《本草正义》言郁金单用治结聚气滞。砂仁辛散温通，香而能窜，入脾、胃经，主散结导滞，行气下气。土贝母味苦，性平、微寒，入心、肝二经，能散结解毒，治瘰疬痰核。

九、甲二方

【方剂组成】生龙骨、磁石、白芍、生地黄、熟地黄、钩藤、太子参、连翘、浙贝母、五味子、枸杞、夏枯草等。

【适应证】适用于以气阴两虚为主要表现的甲状腺疾病患者。

【组方分析】方中生龙骨味甘补益，微寒清热，甘寒化阴养阴，质重祛怯，可入心经养心安神，还可入肝经以平潜上越之肝阳，常用于阴虚阳亢之证。磁石咸寒质重，能镇能纳、能上能下，镇浮阳而益肾阴、镇真精使肾水不移、坠肝火而潜肝阳、镇心血使火不上逆，常用于阴虚阳亢所致之心悸失眠等，还可重镇安神。生龙骨配磁石，滋阴潜阳、重镇安神。白芍苦能补阴、酸能收敛，又入肝经，故能平抑肝阳，常用于肝阳上亢之证。生地黄性寒，善于滋阴凉血，养阴生津、生血脉；熟地黄补血生津，滋肾养肝。二药伍用，相互促进，共奏滋阴补肾、益精填髓之功。钩藤甘、微寒，入肝经，既能清肝热，又能平肝阳。《药性赋》言钩藤甘寒，专解痉，功在清热、息肝风。枸杞子味甘，性平，功专滋补，可补血安神；又入肝肾，故凡肝肾阴亏之候，皆为所宜。《本草经疏》云："枸杞子，润而滋补……为肝肾真阴不足、劳乏内热、补益之要药。"五味子味甘、酸，入心、肾二经，可益心肾之阴而宁心安神。夏枯草味苦、辛，性寒，辛可调达肝气，肝血得济、肝阴得养而制肝阳，还可行气解郁、行血散结；苦可化痰理气、祛痰软坚，为治瘿要药。

十、甲三方

【方剂组成】玄参、麦冬、夏枯草、生龙骨、砂仁、土贝母、山慈菇、五味子等。

【适应证】适用于以气阴两虚为主要表现的甲状腺疾病患者。

【组方分析】方中玄参禀至阴之性，其性寒，味甘，甘能滋阴，寒能退邪热，凉润滋肾，可泄痰热、化瘰疬。麦冬味甘，性寒，甘寒益阴，功专养肺阴、润肺燥，清热滋阴。夏枯草味苦、辛，性寒，辛可调达肝气，肝血得济、肝阴得养而制肝阳，还可行气解郁、行血散结，苦可化痰理气、祛痰软坚，为治瘿要药。生龙骨味甘补益，微寒清热、甘寒化阴养阴，质重祛怯，入心经，养心安神；还可入肝经以平潜上越之肝阳，故可平肝潜阳，常用于阴虚阳亢之证。砂仁辛散温通，香而能窜，入脾、胃经，主散结导滞、行气下气。土贝母味苦，性平、微寒，入心、肝二经，散结解毒，治瘰疬痰核。山慈菇味甘、微辛，性寒，直下力峻，功擅清热解毒、散结化痰。五味子甘、酸，入心、肾二经，可益心肾之阴而宁心安神。麦冬与五味子合用，酸甘化阴，守阴所以留阳，阳留汗自止。全方共奏养阴生津，化痰散结之功。

第四章　验案评析

第一节　糖尿病

病案 1：糖尿病阴虚热盛证

姚某，女，46 岁。2020 年 4 月 9 日初诊。

主诉：反复口渴多饮、尿频、消瘦 1 年余。

现病史：患者由于夫妻感情不和，2018 年 10 月办理离婚手续期间，出现口渴多尿，当时并未重视；次年 2 月，口渴多尿明显，体重减轻 6kg。患者于北京某医院检查空腹血糖（FPG）18.1mmol/L，诊断为 2 型糖尿病，予以格列本脲 2.5mg，每日 3 次。服药后，患者有时出现心慌出汗、乏力，遂来就诊。既往健康，无特殊病史，其母患糖尿病。

刻下症：自感烦躁易怒，头痛头晕，目赤口苦，胸胁作痛，口渴多饮，溲赤便秘。舌边尖痛。

西医诊断：2 型糖尿病；胰岛素抵抗。

中医诊断：消渴病（阴虚热盛，肝火上炎证）。

治法：滋阴清热，清肝泻火。

处方：龙胆草 10g，酒大黄 10g，川芎 10g，当归 10g，郁金 10g，焦栀子 10g，柴胡 10g，白芍 10g，竹叶 10g。14 剂，水煎服。

二诊：患者口渴症状明显缓解，仍头痛头晕，目赤口苦，胸胁作痛，二便调。舌尖微红，苔薄黄，脉弦滑数。

处方：牡丹皮 15g，栀子 10g，柴胡 10g，炒白术 10g，白芍 10g，麦冬 10g，郁金 10g，川芎 10g，茯苓 10g，薄荷 10g。30 剂，水煎服。

三诊：患者空腹血糖控制在 6 ～ 7mmol/L，偶有口渴，口苦咽干，情绪稳定，二便调，体重增加 2kg。舌尖微红，苔薄，脉弦滑数。

处方：天芪降糖胶囊。5 粒，每日 3 次。

按：本案患者情志不舒，肝郁气滞，郁久化火。肝体阴而用阳，肝脏郁热，肝火上炎而头痛头晕、目赤口苦、烦躁易怒；肝与心为母子关系，母病及子，心火亢盛而不能安卧；郁热伤阴则口渴多饮；燥热津伤而溲赤便秘。舌脉均为热象。中医辨证为消渴病阴虚热盛型，证属肝火上炎。治拟以清肝泻火，疏肝理气。方药以龙胆泻肝汤合四逆散加减。本方中龙胆草大苦大寒，直泻肝火，为君药；酒大黄（川军）、栀子，协助龙胆草清泻肝经实火，导热下行，热从大便分消，为臣药；当归、川芎、白芍，活血养肝、柔肝，柴胡、郁金，疏肝理气，共为佐药；焦栀子、竹叶，清热除烦，引热从小便而出，为使药。诸药合用共达清肝疏肝，理气解郁之效。2 周后，患者诸症好转，改用丹栀逍遥散加减。4 周后，患者病情稳定，改用益气养阴之"天芪降糖胶囊"长期服用，控制良好。

病案 2：糖尿病气阴两虚证

裘某，男，42 岁。2019 年 10 月 12 日初诊。

主诉：间断性口渴多饮、明显消瘦 5 年余。

现病史：患者 5 年前无明显诱因出现口渴多饮，明显消瘦。于某医院检查空腹血糖 16.3mmol/L，餐后 2 小时血糖（2hPBG）14.2mmol/L，确诊 2 型糖尿病，予以甘精胰岛素（早 18U，中午 8U，晚 12U），血糖控制较满意。2017 年春天，患者所服药物改为诺和灵 30R（早 16U，晚 12U），配合阿卡波糖片（50mg，每日 3 次）。患者服药后感腹胀不适，1 个月后停服阿卡波糖片，仍然感到上腹胀满。既往无特殊病史，否认有阳性家族史。

刻下症：乏力，肢体困倦，眩晕心悸，脘腹胀满，伴大便溏泄。

西医诊断：2 型糖尿病。

中医诊断：消渴病（气阴两虚，心脾两虚兼夹痰湿证）。

治法：益气养阴，健脾化湿。

处方：半夏 10g，陈皮 6g，竹茹 10g，黄芪 20g，枳实 10g，茯苓 15g，白术 10g，山药 10g，砂仁 6g（后下），炙甘草 10g，党参 10g，白扁豆 15g。14 剂，水煎服。

二诊：患者服药 2 周后，腹胀、便溏明显好转，但仍感脘腹胀满。

处方：上方去白术、白扁豆，加丹参 20g，檀香 6g。30 剂，水煎服。

三诊：患者腹胀、便溏基本消失，偶有乏力困倦、心烦、手心热、头晕，体重稳定，食纳可，二便调。舌淡，苔薄白，脉濡。

处方：上方加淡竹叶 10g，黄连 6g，石斛 10g，地骨皮 15g。30 剂，水煎服。

按：患者因消渴病缠绵不休而致脾胃两虚。脾与胃表里相关，胃为阳土，腐熟水谷，以降为和；脾为阴土，为后天之本、水谷生化之源，主升清运化，主肌肉，其华在面。脾胃虚弱，升降失司，胃失和降而脘腹胀满、大便溏泄；脾湿阻遏清阳而眩晕心悸；水谷精微不能上营而面色苍白无华，不能充养四肢而肢体困倦、形体消瘦。舌脉均为脾虚湿胜之候。治以调理脾胃，升清降浊，养心安神。方中半夏辛温而燥，主和胃降逆止呕，党参、山药、白术，主益气健脾止泻，共为君药；陈皮、枳实，理气宽中，砂仁、竹茹，和胃宁神，共为臣药；生黄芪甘温益气，白扁豆、茯苓，淡渗利湿、健脾安神，共为佐药；使以甘草调和诸药。诸药合用，共达健脾安神、和胃降逆之效。患者服药 2 周后，腹胀、便溏明显好转，但仍感脘腹胀满，上方去白术、白扁豆，加丹参、檀香。三诊时患者腹胀、便溏基本消失，偶有乏力困倦、心烦、手心热、头晕，血糖控制稳定，故原方加淡竹叶、黄连、石斛、地骨皮，以清泻心火。

病案 3：糖尿病阴阳两虚证

王某，男，64 岁。2019 年 7 月 6 日初诊。

主诉：口干多饮 3 年余。

现病史：患者 3 年前体检发现空腹血糖 10.1mmol/L，于某医院确诊 2 型糖尿病，给予阿卡波糖 50mg（每日 3 次），二甲双胍（0.5g，每日 3 次），血糖控制不佳。患者现改用格列美脲 1mg（每日 2 次），空腹血糖控制在 6 ~ 7mmol/L，餐后血糖未测。

刻下症：面白浮肿，倦怠乏力，自汗，盗汗，口干，多饮，怕冷，易感冒，右侧肢体自觉发胀痛，偶有胸闷、心慌，纳眠可，大便不成形，小便调。

西医诊断：2 型糖尿病。

中医诊断：消渴病（脾肾阴阳两虚兼夹血瘀证）。

治法：健脾益肾，活血化瘀。

处方：生地黄 15g，熟地黄 15g，山茱萸 12g，茯苓 15g，牡丹皮 10g，当归 10g，白芍 10g，益智 12g，覆盆子 12g，紫河车 6g（冲服），生黄芪 20g，杜仲 10g。14 剂，水煎服。

二诊：患者怕冷、汗多、肢体肿胀症状有所缓解。舌暗淡，苔黄腻，脉滑。

处方：上方加防风 10g，炒白术 10g，羌活 10g，独活 10g。30 剂，水煎服。

三诊：患者怕冷、汗多症状基本消失，偶有肢体肿胀不适，因家中有事不能及时就诊，中药方剂停 2 周。舌淡，苔微腻，脉滑。

处方：继续服上方 30 剂。

按：本案患者年事已高，久病缠绵不休及肾而命门火衰，脾肾阴阳俱虚兼夹瘀血。肾为先天之本，水火之脏，肾阳不足，无以温煦脾阳，致脾阳不足，运化失司，则水湿泛溢，清阳不升，而出现倦怠乏力、面部浮肿、怕冷；脾主四肢，气虚血行不畅，血脉瘀滞而肢体胀痛；肾为真阴之脏，元气所在，主精髓而司二阴，真阴不足，水不上承，而出现盗汗、咽干、口渴等。治疗采用补益阴阳，温阳通脉。方中熟地黄能滋肾填精，山茱萸养阴涩精，山药补脾固精，以上三药配合能滋肾健脾，为君药。益智、覆盆子、杜仲，益肾健脾，为臣药。黄芪补气，周行全身，推动诸药，气旺而血行，祛瘀不伤正；当归、生地黄，养血活血，通络止痛；紫河车属中医血肉有情之品，始载于《本草拾遗》，其性温，入肺、心、肾经，有较强的补肾益精、益气养血之功效，能有效缓解患者真阴不足而出现的口干、盗汗等症状；牡丹皮能清泻肝火，并能抑制山茱萸的温燥性，茯苓淡渗脾湿，能助山药健脾之功效，为佐药。诸药合用，能温补下元、活血通脉。患者二诊时，服药后怕冷、汗多、肢体肿胀的症状有所缓解，原方加炒白术增强健脾益气、利水消肿之功；防风、羌活、独活，祛湿通络止痛，能有效改善患者肢体水肿疼痛。患者三诊时，怕冷、汗多症状基本消失，偶有肢体肿胀不适，中药方剂停了 2 周，根据舌脉的情况，继续服上方，而后门诊随诊，病情稳定。

第二节　糖尿病肾病

病案 1：糖尿病肾病脾肾阳虚，浊毒泛溢证

杨某，男，44 岁。2018 年 10 月 19 日初诊。

主诉：浮肿、腹泻 6 年，加重 1 年余。

现病史：患者 6 年前因持续浮肿、腹泻于某医院就诊，确诊 2 型糖尿病，糖尿病肾病，给予二甲双胍片（0.5g，每日 2 次），诺和灵 30R（早16U，晚 12U）治疗。患者近 1 年症状加重。

刻下症：下肢浮肿，腹泻，心悸失眠，气短乏力，小便不利，易感冒，食欲不振，畏寒肢冷，大便不成形。

西医诊断：2 型糖尿病合并肾病。

中医诊断：消渴病（脾肾阳虚，浊毒泛溢证）。

治法：健脾益肾，升阳降浊。

处方：熟地黄 10g，山药 10g，茯苓 10g，山茱萸 10g，泽泻 10g，厚朴6g，车前子 20g（包煎），牡丹皮 10g，陈皮 10g，益智 10g，覆盆子 10g，紫河车 4g（冲服），桂枝 10g，附子 6g（先煎），当归 10g，生地黄 10g，大黄3g，细辛 3g，甘草 10g。14 剂，水煎服。

二诊：患者服药后自觉精神状态明显好转，食欲增加，小便通畅，大便

成形（日1行），仍有胸闷憋气，心悸失眠。舌淡，苔白微腻，脉沉无力。

处方：原方去厚朴、车前子，加薤白10g，枳实10g，生黄芪15g，丹参10g。30剂，水煎服。

三诊：患者面色红润，食纳可，二便通畅，情绪稳定，睡眠佳。舌淡，苔白微腻，脉沉无力。

处方：效不更方，继续服用上方3个月。

按：患者久病及肾，脾肾阳虚，不能运化水湿，水湿泛溢而肢体水肿；肾阳不足，命门火衰，不能温煦则畏寒肢冷；正气衰竭而感极度虚弱、气短乏力、神疲倦怠；脾胃虚寒，升降失司，清阳不升、浊阴不降则面色昏暗无华、头晕目眩、食欲不振；肾司二阴，肾阳衰竭，开阖失司则小便不利、五更泄泻；心血不足，心失所养而心悸失眠。方中附子大辛大热，温阳补火；桂枝辛甘而温，温通阳气。二药相合，补肾阳，助气化。大黄得附子、细辛之辛温，寒性得到抑制，专行荡涤肠胃，泻除寒积之滞。大便得解，腑气通畅，则寒积去，阳气行。肾为水火之脏，内舍真阴真阳，阳气无阴则不化。"善补阳者，必于阴中求阳，则阳得阴助，而生化无穷。"故熟地黄滋阴补肾生精，配伍山茱萸、山药、紫河车，补肝养脾益精，阴生则阳长；泽泻、茯苓，利水渗湿，配桂枝又善温化痰饮；牡丹皮活血散瘀，伍桂枝则可调血分之滞；厚朴、车前子，利小便；生地黄、当归，活血祛瘀；附子辛热，温阳散寒；细辛走窜发散，除寒散结。诸药合用，助阳之弱以化水、滋阴之虚以生气，使肾阳振奋，气化复常，则诸症自除。患者二诊时仍有胸闷憋气，心悸失眠，舌淡，苔白微腻，脉沉无力。原方去厚朴、车前子，加薤白10g，枳实10g，以理气宽中；加生黄芪10g，丹参10g，以益气活血。效不更方，患者继续服用本方3个月，病情稳定。

病案2：糖尿病肾病肺胃两虚证

吕某，女，36岁。2018年10月6日初诊。

主诉：间断口干、乏力3年，眼睑及肢肿2个月余。

现病史：患者于3年前无明显诱因出现口干喜饮，乏力消瘦，食欲减退伴恶心呕吐。于某医院检查血糖 16.3mmol/L，确诊为 2 型糖尿病，予以胰岛素治疗。患者 2 个月前开始出现眼睑及双下肢浮肿，伴气短汗多、倦怠乏力，平素体质较弱、易感冒。患者曾有巨大儿史，否认有阳性家族史。

西医诊断：2 型糖尿病合并肾病。

中医诊断：消渴肾病（肺胃两虚证）。

治法：益气养阴，补肺益胃。

处方：生黄芪 20g，人参 10g，白芍 10g，五味子 10g，麦门冬 10g，葛根 10g，甘草 6g，桑白皮 20g。14 剂，水煎服。

二诊：患者服药后乏力、浮肿好转。FPG 7.2mmol/L，2hPBG 9.3mmol/L；尿蛋白（－），尿糖 200mg/dL。舌淡，苔薄白，脉濡细。

处方：原方加茯苓 15g，炒白术 15g，陈皮 10g，熟地黄 10g。30 剂，水煎服。

三诊：患者浮肿基本缓解，偶有乏力，睡眠浅。FPG 6.2mmol/L，2hPBG 8.6mmol/L；尿蛋白（－），尿糖（－）。舌淡，苔薄白，脉濡细。

处方：天芪降糖胶囊。5 粒，每日 3 次。

按：患者因消渴病缠绵不休而致肺胃两虚。肺为华盖之脏，主一身之气；脾为肺之母。脾胃不足，肺气先虚，腠理稀疏，卫外不固则倦怠乏力、气短自汗、易感外邪。《素问·经脉别论》曰："饮入于胃，游溢精气，上输于脾；脾气散精，上归于肺；通调水道，下输膀胱，水精四布，五经并行。"脾胃散精不足，肺虚治节失司，不能通调水道则及下肢浮肿；肺不布津，则咽干舌燥；胃为仓廪之官，腐熟水谷，"五脏者皆禀气于胃，胃者五脏之本也"，胃气不足，不能腐熟水谷而食纳欠佳，胃脘不适。治依《素问》中"形不足者，温之以气""劳者温之"的原则。方中黄芪补肺气、实皮毛、益中气、升清阳，生用气清轻而锐，以补益脾胃，使脾胃运化健旺，外可固护肌表、内可益中脏之摄纳；人参甘温大补元气，李东垣言人参补肺中之气，肺气旺则四脏之气皆旺，肺主诸气故也，可增强黄芪益气之功，共为君药。麦门冬甘寒，养固肾气、治诸液，与人参、黄芪三药相合，一补、一清、一敛以润肺养胃、益气生津，为臣药。葛根轻扬升发，能入阳明，润肺，清心除烦，益胃生津；五味子敛肺生津，聚耗散之气以敛汗，五味子与葛根两药相伍，甘酸化阴，鼓舞胃气；白芍敛阴和血，使辛发而不伤阴，共为佐药。甘草补脾益气、调和诸药为使药。诸药合用，共达益气养阴，润肺和胃之效。二诊时患者乏力、浮肿好转，舌淡，苔薄白，脉濡细。给予茯苓15g，炒白术15g，陈皮10g，熟地黄10g。陈皮健脾燥湿，茯苓甘淡性平，入心、脾、肺三经以渗湿健脾、和胃益肺；与炒白术相须为用，使湿从小便而出。三诊时患者浮肿基本缓解，仍然有乏力，故给予益气养阴的中成药"天芪降糖胶囊"。

第三节　糖尿病周围神经病变

病案 1：糖尿病周围神经病变肝肾阴虚，筋脉失养证

钟某，男，37 岁。2018 年 4 月 13 日初诊。

主诉：间断双足酸痛伴口干 5 个月。

现病史：患者 2017 年无明显诱因出现双足酸痛、口干，未引起重视。2018 年 2 月，患者双足酸痛症状加重，在当地就诊，检查 FPG 12.6mmol/L，诊断为 2 型糖尿病。

刻下症：口干，怕热，面色㿠白，易饥饿，心慌气短，头晕目眩，腰膝酸软，双足酸痛，晨起偶有手足麻木，纳眠可，小便调，大便略干（1 ~ 2 日行 1 次）。

西医诊断：2 型糖尿病合并周围神经病变。

中医诊断：消渴痹病（肝肾阴虚，筋脉失养证）。

治法：益气养阴，化瘀通络。

处方：生地黄 15g，熟地黄，山茱萸 12g，茯苓 15g，泽泻 10g，牡丹皮 10g，当归 12g，白芍 10g，川芎 10g，海风藤 20g，络石藤 10g，丹参 20g，砂仁 6g（后下），桂枝 10g，姜黄 15g，乳香 10g，没药 10g，黄芪 20g。14 剂，水煎服。

二诊：患者双足麻木、疼痛症状明显缓解，仍感觉晨起头晕目眩，二便调，睡眠易醒。舌红，少苔，脉弦数。

处方：上方加天麻 6g，钩藤 10g（后下），夏枯草 10g。30 剂，水煎服。

三诊：患者夜间双脚偶有刺痛，睡眠易醒，二便调。舌红，少苔，脉弦数。

处方：上方减天麻、钩藤，加地龙 6g，丹参 15g。30 剂，水煎服。

按：古代医籍中没有糖尿病周围神经病变这一病名，依其"凉、麻、疼、痛"四大主症，林兰认为该病属于中医学"消渴痹病""血痹""痿证"等范畴。本病由消渴病经久不愈，耗伤肝肾，肝血不足不能濡养筋骨所致。《素问·痿论》曰："肝气热，则胆泄口苦筋膜干，筋膜干则筋急而挛，发为筋痿。""肾气热，则腰脊不举，骨枯而髓减，发为骨痿。"肝主筋而藏血、肾主骨而藏精，腰为肾之府，肝肾阴精不足，则筋骨痿软、步履艰难；肝肾阴血不足，血不荣筋则肢体麻木、挛急疼痛、腰膝酸软；肝木犯土，脾不能生化水谷精微以濡养四肢而肌肉萎缩；肝肾乙癸同源，肝有赖于肾水涵养，肾水不足，水不涵木，肝阳上扰而头晕头痛、急躁易怒。患者以气阴两虚为本、以瘀血阻络为标，本虚标实，治疗时应立足于气阴不足、瘀血阻络之发病基础，以益气养阴、活血化瘀为大法，佐以温阳通脉、滋补肝肾、燥湿祛痰，以达化瘀通络之效。方中熟地黄、山药、山茱萸、茯苓、泽泻、牡丹皮，滋补肾阴；当归、川芎、丹参、乳香、没药，活血行气、通络止痛；海风藤、络石藤、桂枝，祛风通络止痛；生黄芪、姜黄、砂仁，补气健脾、除湿止痛。诸药合用，共达益气养阴，清热除湿，活血通络止痛之效。二诊时患者双足麻木、疼痛症状明显缓解，仍感觉晨起头晕目眩，二便调，睡眠易醒，舌红，少苔，脉弦数。原方加天麻 6g，钩藤 10g，夏枯草 10g，以平肝息风。三诊时患者夜间双脚偶有刺痛，睡眠易醒，原方减天麻、钩藤，加地龙 6g，丹参 15g，加强活血通络止痛。

病案 2：糖尿病周围神经病变脾肾两虚兼血瘀证

李某，男，72 岁。2019 年 6 月 5 日初诊。

主诉：反复乏力伴肢体疼痛 10 年余，加重 3 个月。

现病史：患者 10 年前因乏力消瘦、多饮多尿、血糖升高，诊断为 2 型糖尿病，先后服用苯乙双胍、格列本脲、二甲双胍等降糖药。患者刚开始用药时疗效显著，2 年后药物逐渐增量而血糖控制不满意，相继出现下肢麻木、发凉、疼痛，入夜尤甚，大腿痿软，不耐步履。患者曾用弥可保、蝮蛇抗栓酶、维生素 B 等药物，以及针灸等治疗，均未能取得满意疗效。患者近 3 个月因双足麻木疼痛加重而来就诊。患者既往无特殊病史，其母患有糖尿病。

刻下症：患者平素怕冷，腰膝冷痛，头晕目眩，头重如裹，气短乏力，记忆力减退，手足凉、麻、疼痛，睡眠浅，大便偶有不成形，夜尿多。

西医诊断：2 型糖尿病合并周围神经病变。

中医诊断：消渴痹病（脾肾两虚兼血瘀证）。

治法：健脾补肾，活血化瘀。

处方：黄芪 20g，人参 10g，当归 10g，山茱萸 10g，柴胡 10g，熟地黄 10g，山药 10g，杜仲 10g，肉桂 4g，炒白术 10g，升麻 6g，甘草 10g。30 剂，水煎服。

二诊：患者双足麻木、疼痛症状明显缓解，仍头晕目眩，头重如裹，气短乏力，睡眠易醒。

处方：上方加鸡血藤 10g，瓜蒌 10g，钩藤 10g（后下），川芎 10g，石菖蒲 10g。30 剂，水煎服。

三诊：患者双足无明显不适，偶有气短乏力，口渴，白天困倦。

处方：上方黄芪改为 30g，炒白术改为 15g。60 剂，水煎服。

按：患者已逾古稀之年，消渴病久治不愈，脾肾两虚。脾胃为后天之本，居于中焦，连通上下，是升降出入的中枢。清阳出上窍，浊阴出下窍；清阳发腠理，浊阴走五脏；清阳实四肢，浊阴归六腑。这是正常的生理功能。《素问·经脉别论》曰："饮入于胃，游溢精气，上输于脾；脾气散精，上归于肺；通调水道，下输膀胱。水精四布，五经并行。"久病脾虚，升降失常，清气不升、浊阴不降，气血无以生化，而气短懒言；脾气下陷不能输布津液上承而口渴喜热饮；脾主四肢、主肌肉，脾失运化，聚湿蕴痰，痰阻脉络，气血运行不畅，四肢失于濡养而麻木乏力、肌肉痿软；头为诸阳之会，乃精明之所，痰浊凝聚，浊阴不降、清阳不升则头晕目眩、头重如裹；痰浊阻隔，气机不畅则胸闷胁痛、舌质淡、舌体胖、苔白腻、脉濡滑。证属消渴痹病，脾肾阳虚，痰瘀交阻。方中黄芪补益中气，熟地黄滋阴补肾，为主药；配人参、白术健脾益气，柴胡、升麻助黄芪升提中气；山药、山茱萸、枸杞，补益肝肾、健脾益气；杜仲强壮筋骨；肉桂温阳暖肾，以鼓舞肾气，取"少火生气"之意；甘草调和诸药。诸药合用，共达脾肾同调、强壮筋骨之效。二诊时患者双足麻木、疼痛症状明显缓解，仍头晕目眩、头重如裹、气短乏力、睡眠易醒，故上方加鸡血藤10g，瓜蒌10g，钩藤10g，川芎10g，石菖蒲10g，以豁痰开窍、活血行气、通络止痛。三诊时患者双足无明显不适，偶有气短乏力，口渴，白天困倦，原方黄芪改为30g，炒白术改为15g，增加益气养阴的疗效。继续服用60剂。门诊定期随诊，病情稳定。

第四节　糖尿病心脏病

病案1：糖尿病心脏病气阴两虚，痰瘀阻络证

王某，男，76岁。2019年8月6日初诊。

主诉：间断口干、口渴35年。

现病史：患者35年前体检发现血糖升高，诊断为2型糖尿病，口服降糖药治疗。2013年，患者行心脏搭桥术，后改用诺和灵R（早10U，午10U，晚10U）控制血糖。

刻下症：口干，乏力，怕冷，下肢浮肿，眼睑浮肿，偶有胸闷、气短，手指麻木，两足刺痛，纳眠可，大便黏（日1行），小便量可，无泡沫，夜尿6次，夜间及下午曾出现低血糖症状。舌暗红，苔黄厚腻，脉弦。

西医诊断：2型糖尿病；冠心病；高血压。

中医诊断：消渴病胸痹（气阴两虚，痰瘀阻络证）。

治法：益气养阴，宽胸化痰，活血通络。

处方： 当归 12g，白芍 10g，川芎 10g，生地黄 15g，熟地黄 15g，红花 10g，桃仁 10g，桂枝 10g，姜黄 15g，土鳖虫 10g，地龙 12g，丹参 20g，益智 12g，覆盆子 12g，肉桂 4g，防风 10g，黄芪 30g。14 剂，水煎服。

二诊： 患者头晕脑鸣，咳痰多，下肢无力，走路不稳，四肢发麻，偶有胸闷，眼睑及下肢浮肿，下肢皮肤色素沉着，记忆力减退，纳可，眠差，大便干，小便不调，夜尿 4 次。舌红，苔黄厚腻，脉弦。

处方： 当归 12g，白芍 10g，川芎 10g，生地黄 15g，熟地黄 15g，红花 10g，桃仁 10g，桂枝 10g，姜黄 15g，土鳖虫 10g，地龙 15g，丹参 20g，石菖蒲 10g，益智 12g，覆盆子 15g，决明子 15g，枳实 10g，全蝎 3g。30 剂，水煎服。

外洗方： 当归 12g，生地黄 15g，牡丹皮 10g，红花 10g，桃仁 10g，土鳖虫 10g，防风 10g，鸡血藤 20g，丹参 30g，细辛 4g，桂枝 10g。7 剂，煎汤外洗。

三诊： 下肢浮肿缓解，色素沉着减轻，四肢麻木减轻，双足疼痛减轻，头晕脑鸣，记忆力下降，偶有胸闷气短，心慌，纳可，眠差多梦，大便偶尔干，尿痛，淋沥不尽。舌暗红，苔黄厚腻，脉弦。

处方： 薤白 10g，瓜蒌 15g，丹参 20g，三七 4g（冲服），炙甘草 10g，白芍 10g，桂枝 10g，生龙骨 30g(先煎)，生牡蛎 30g(先煎)，珍珠母 30g(先煎)，当归 10g，川芎 10g，姜黄 10g，太子参 12g，五味子 10g，麦冬 10g，柏子仁 15g，炒枣仁 12g。14 剂，水煎服。

外洗方： 当归 10g，赤芍 10g，白芍 10g，川芎 10g，地黄 15g，红花 10g，桃仁 10g，炙乳香 10g，没药 10g，细辛 4g，桂枝 10g，草乌 10g（先煎），芥子 10g。7 剂，煎汤外洗。

按： 患者体形肥胖，痰湿壅盛，清阳被遏，故见胸闷憋气；湿浊上蒙清窍则头晕；脾虚湿困则乏力，眼睑、四肢浮肿；气机不利，血行不畅故见四肢麻木。本案病位在心脾。方中瓜蒌开胸中之痰结；薤白辛温通阳；丹参、三七，活血祛瘀；太子参、五味子、麦冬、柏子仁、酸枣仁，养心益阴安神；当归、川芎、姜黄、桃仁、红花、土鳖虫、鸡血藤、地龙，活血养血；

益智、覆盆子，补益肾精；石菖蒲豁痰开窍；生龙牡、珍珠母，宁心安神。

病案 2：糖尿病心脏病阴虚热盛，痰瘀阻络证

王某，男，58 岁。2019 年 8 月 30 日初诊。

主诉：间断口干、口渴 3 年，胸闷 2 个月余。

现病史：患者 10 年前无明显诱因出现口干、口渴，于当地医院诊断为 2 型糖尿病，现口服二甲双胍（0.5g，每日 3 次）。既往有冠心病史，曾行冠脉支架植入术；高血压病史；高脂血症病史。

刻下症：视物模糊，餐后多汗，双腿无力，偶有胸闷，足底发热，纳可，眠安，乏力，胃部不适，偶有泛酸，大便调，小便未见明显泡沫。舌暗，有齿痕，苔白腻，脉弦滑。

西医诊断：2 型糖尿病；冠心病；心脏支架术后；高血压；高脂血症。

中医诊断：消渴病胸痹（阴虚热盛，痰瘀阻络证）。

治法：养阴清热，理气活血。

处方：薤白 10g，瓜蒌 15g，丹参 20g，三七 4g（冲服），生石膏 20g（先煎），知母 10g，竹叶 10g，麦冬 10g，砂仁 6g（后下），吴茱萸 4g，黄连 6g，旋覆花 12g（包煎），代赭石 20g（先煎），决明子 12g，木香 10g，荷叶 10g，黄精 20g，牡丹皮 10g，地黄 15g。14 剂，水煎服。

二诊：患者胃胀，乏力，偶有头晕，双眼不适，餐后多汗，足底发热好转，纳眠可，大便不成形，小便偶有尿不尽感。舌暗红，苔黄腻，脉滑缓。

处方：薤白 10g，瓜蒌 15g，丹参 20g，三七 4g（冲服），桂枝 10g，炙甘草 10g，白芍 10g，生龙骨 30g(先煎)，生牡蛎 30g(先煎)，石决明 20g(先煎)，生地黄 15g，熟地黄 15g，山茱萸 12g，牡丹皮 10g，太子参 12g，益智 12g，覆盆子 12g，砂仁 6g（后下），生黄芪 20g，枸杞子 10g，木香 10g，红花 10g。30 剂，水煎服。

按：本案患者因阴虚热盛，炼液为痰，痰浊中阻，清阳被遏，气机不利，血行受阻，瘀血阻络，痰瘀互阻，故见胸闷。方中瓜蒌开胸中之痰结；薤白辛温通阳；丹参、三七，活血祛瘀；石膏、知母、竹叶、麦冬，养阴清

热；木香、砂仁，宽中理气；吴茱萸、黄连、旋覆花、代赭石，降逆抑酸；益智、覆盆子、山茱萸、枸杞子，补益肾精。

第五节　糖尿病缺血性脑血管疾病

病案：糖尿病缺血性脑血管疾病气阴两虚兼瘀证

李某，女，70岁。2021年2月26日初诊。

主诉：乏力、语言謇涩20年。

现病史：患者2000年因脑出血住院治疗，检查空腹血糖8mmol/L，诊断为2型糖尿病。患者刻下症见右足疼痛，怕冷，乏力，语言謇涩，纳眠可，大便调，小便未见明显泡沫。舌红，少苔，脉沉。

西医诊断：2型糖尿病；糖尿病周围神经病变；出血性脑梗死。

中医诊断：消渴病（风中经络，气阴两虚兼瘀证）。

治法：益气养阴，活血祛痰。

处方：益智12g，覆盆子12g，紫河车6g（冲服），当归12g，川芎12g，红花10g，土鳖虫12g，桂枝10g，丹参20g，石菖蒲12g，牛膝10g。30剂，水煎服。

二诊：右足疼痛好转，怕冷、乏力好转，纳眠可，口干，二便调，头晕。舌淡红，苔黄厚，脉沉。

处方：益智12g，覆盆子12g，紫河车6g（冲服），当归12g，川芎10g，生地黄15g，熟地黄15g，红花10g，土鳖虫10g，石菖蒲10g，丹参20g，砂仁6g（后下），牛膝10g，地龙12g，黄芪20g。30剂，水煎服。

按：患者消渴病中风日久，气血两虚，故乏力；气虚血不畅，血脉瘀阻脑络而言语謇涩。方中当归、川芎，养血活血；红花、姜黄、丹参、土鳖虫、地龙，活血通络；益智、覆盆子、紫河车，补益肾精；桂枝、细辛，温通经络；石菖蒲豁痰开窍；黄芪益气行血。诸药合用，共奏益气养血、活血通络之功。

第六节　糖尿病偏侧舞蹈症

病案： 糖尿病偏侧舞蹈症气阴两虚，肝风内动，痰瘀阻络证

林某，女，39岁。2019年12月20日初诊。

主诉： 左侧肢体不自觉舞动15天。

现病史： 患者2019年11月因酮症于某医院就诊，发现血糖升高，具体原因不详，诊断为2型糖尿病，而后开始使用胰岛素治疗。现用药：门冬胰岛素R（早10IU，午6IU，晚8IU）；甘精胰岛素（每晚睡前16IU）；阿卡波糖（50mg，每日3次）。患者两周前（2019年12月4日）出现左侧肢体不自觉舞动，于某医院就诊，查头颅核磁示右侧基底节区及尾状核异常信号，符合糖尿病非酮症偏侧舞蹈症改变。

刻下症： 非自主性左侧肢体舞动，睡眠时停止，间断口干、口渴，乏力，纳可，眠安，二便正常，夜尿2～3次，月经周期不规律，痛经，血块多、量多，末次月经2019年11月29日。舌淡红，少苔，脉弦细。

西医诊断： 2型糖尿病；糖尿病非酮症偏侧舞蹈症。

中医诊断： 消渴病；颤证（气阴两虚，肝风内动，痰瘀阻络证）。

治法： 益气养阴，镇肝息风，化痰通络。

处方： 生龙骨30g（先煎），生牡蛎30g（先煎），珍珠母30g（先煎），钩藤10g（后下），当归12g，白芍10g，生地黄15g，熟地黄15g，川芎10g，山茱萸12g，牡丹皮12g，泽泻10g，水牛角10g（先煎），半夏9g，茯苓15g，枳实10g，防风10g，蝉蜕6g，全蝎4g，青龙衣6g，蜈蚣6g。14剂，水煎服。

二诊： 患者左侧肢体舞动幅度减小，发作频率降低，乏力，夜晚自觉怕热，视物欠清，纳可，眠浅易醒，多梦，大便偏干（2～3日1行），小便调，夜尿2～3次，本月月经未至。舌淡红，苔薄白，脉弦略滑。

处方： 生龙骨30g（先煎），生牡蛎30g（先煎），珍珠母30g（先煎），

白芍 10g，生地黄 15g，熟地黄 15g，山茱萸 12g，茯苓 15g，泽泻 10g，牡丹皮 12g，钩藤 10g（后下），水牛角 15g（先煎），枸杞子 10g，木贼 10g，益智 12g，覆盆子 12g，远志 10g，决明子 12g，炒枣仁 12g，肉苁蓉 12g，丹参 20g，红花 10g。30 剂，水煎服。

三诊：患者现左侧肢体舞动基本消失，视物模糊，纳可，体重增加 2kg，大便略干，小便调，夜尿 2 ～ 3 次，右脚掌偶有肿胀感，腋下多汗，纳可，眠安，月经周期不规律。舌暗红有齿痕，苔薄白，脉弦。辅助检查：甲状腺超声示甲状腺弥漫性病变。

处方：生地黄 15g，熟地黄 15g，山茱萸 12g，茯苓 15g，泽泻 10g，牡丹皮 10g，柴胡 10g，白芍 10g，夏枯草 15g，郁金 10g，延胡索 10g，益智 12g，覆盆子 12g，益母草 20g，香附 10g。30 剂，水煎服。

按：患者血糖升高多年未发现，直至出现酮体才开始用药，用药后血糖控制依然不佳，病史已久。根据患者乏力、间断口干口渴等症状，基于林兰糖尿病"三型辨证"理论，患者属气阴两虚之本虚标实证。肾阴不足，水不涵木，肝阳化风，上扰脑窍，逆乱四肢，发为震颤摇动。治以滋补肝肾、镇肝息风之法。方以六味地黄汤加减，配合镇肝息风、活血祛痰、清热定惊之品。六味地黄汤补益肾阴，为治疗糖尿病气阴两虚证之主方。患者肢体不自主活动、脉弦，皆为肝风之象，故用生龙骨、生牡蛎、珍珠母，益阴潜阳、重镇安神；钩藤、防风、蝉衣息风止痉；全蝎、蜈蚣，性善走窜，通达内外，搜风通络定搐力强；水牛角清心、肝二经之火，有平肝息风之功，并能入骨通髓海、镇静，调节中枢神经；青龙衣解毒消肿，善治肌肤之风，色青而象甲乙风木。以上药物共奏祛风止痉之功。患者乏力、视物模糊，乃精血不足，血不养筋，血虚风动，予以四物汤之当归、白芍、川芎，活血养血。肝为刚脏，性喜条达，过用重镇之品，势必影响其条达之性，白芍亦有滋阴柔肝之功；久病入络，瘀血内生，经络瘀阻，加重震颤，以丹参、红花，活血通络；肝木犯脾，痰湿内生，阻塞脑窍，精微布散失常，四肢失于濡养，予以半夏、茯苓、枳实健脾利湿化痰；肝肾阴虚为本，以林兰常用药对益智、覆盆子填精益肾；根据患者症状，配合远志、炒酸枣仁，养心安神、改善睡眠，决明子、肉苁蓉，润肠通便，枸杞子、木贼，明目。三诊复诊时，患者糖尿病非酮症偏侧舞蹈症症状消失，自觉足部肿胀感而未见明显水肿，考虑为血糖控制不佳合并周围神经病变引起的感觉异常，以六味地黄汤加减继续控制血糖为主（如临床见症状持续者可配伍桃红四物汤、黄芪桂枝五物汤加减以改善周围神经病变）。体检发现甲状腺弥漫性病变，配合林兰常用甲状腺疾病基本方加减（柴胡、白芍、夏枯草、郁金、延胡索）以疏肝理气、软坚散结，加香附、益母草以改善月经不调。

第七节　糖尿病合并尿路感染

病案：糖尿病合并尿路感染气阴两虚，湿热下注证

李某，男，52岁。2019年12月9日初诊。

主诉：乏力、小便不适3个月余。

现病史：患者10年前发现血糖升高。

刻下症：乏力，小便不适、无明显泡沫，纳可，眠安，大便干。舌淡暗，苔黄腻，脉弦滑。

西医诊断：2型糖尿病；尿路感染。

中医诊断：消渴病；淋证（气阴两虚，湿热下注证）。

治法：益气养阴，清热利湿。

处方：生地黄15g，熟地黄15g，山茱萸12g，茯苓15g，泽泻10g，牡丹皮10g，黄柏10g，苍术10g，石韦12g，益智12g，覆盆子12g，丹参20g，砂仁6g（后下），车前子20g（包煎），决明子12g。14剂，水煎服。

按：本案患者消渴病日久，肾阴亏虚，阴虚内热，肾不气化，湿热内蕴，下注膀胱，则小便不适。方以六味地黄汤加减。生地黄、熟地黄，滋补肾阴；泽泻宣泄肾浊；牡丹皮清泄相火；茯苓淡渗，健脾利湿；黄柏、车前子，清热利湿；石韦利尿通淋；苍术健脾；益智、覆盆子，补益肾精，补中有泻。全方共奏滋阴清热，健脾利湿之功。

第八节　糖尿病合并血脂紊乱

病案：糖尿病合并高脂血症脾肾不足，气虚血瘀证

尹某，男，41岁。2017年8月1日初诊。

主诉：间断口干、乏力2年余。

现病史：患者2015年无明显诱因出现口干、乏力，就诊于当地医院，经血生化等相关检查后诊断为2型糖尿病、高脂血症，后不规律口服盐酸二甲双胍片治疗，血糖控制欠佳。患者为求进一步诊治，遂来我院就诊。

刻下症：口干，神疲乏力，耳鸣，偶有四肢麻木，双足尤甚，餐后腹胀，纳食一般，眠可，小便调，大便不成形（每日1～2行）。舌淡红，边有齿痕，苔薄白，脉濡滑。

西医诊断：2型糖尿病；高脂血症。

中医诊断：消渴病（脾肾不足，气虚血瘀证）。

治法：健脾补肾，益气活血。

处方：党参12g，炒白术10g，茯苓15g，甘草6g，半夏9g，沉香3g（后下），砂仁6g（后下），生地黄15g，熟地黄15g，山茱萸12g，益智12g，覆盆子12g，紫河车4g（冲服），肉豆蔻6g，丹参20g，三七3g（冲服），生黄芪20g。14剂，水煎服。

二诊：患者口干、乏力缓解，四肢麻木发凉，下肢尤甚，耳鸣，双目干涩，餐后上腹部时有胀痛，纳可，眠差，入睡困难，小便频，大便不成形（每日1～2行）。舌淡红，边有齿痕，苔薄白，脉弦滑。

处方：生地黄15g，熟地黄15g，山茱萸12g，茯苓15g，泽泻10g，牡丹皮10g，益智12g，覆盆子12g，紫河车6g（冲服），当归12g，白芍10g，桂枝10g，红花10g，姜黄15g，生黄芪20g，砂仁6g（后下），檀香6g，木香10g，黄连6g。30剂，水煎服。

三诊：患者四肢麻木发凉减轻，口干，双目干涩，耳鸣，腰痛，纳可，

眠一般，小便频，大便不成形（每日 1 ～ 2 行）。舌淡红，边有齿痕，苔薄黄，脉弦滑。

处方：生石膏 20g（先煎），知母 10g，竹叶 6g，赤芍 10g，磁石 20g（先煎），桑寄生 20g，生地黄 15g，熟地黄 15g，山茱萸 12g，茯苓 15g，泽泻 10g，牡丹皮 10g，益智 12g，覆盆子 12g，紫河车 3g（冲服），丹参 20g，生黄芪 20g，砂仁 6g（后下），檀香 6g。30 剂，水煎服。

按：患者为中年男性，平素饮食不节，损伤脾胃，脾胃运化失健，水谷精微无以转输，易聚于血脉为"膏"为"脂"，加之平素缺乏运动，气血循行不畅。患者久病及肾，阴损及阳，致肾虚。肾主水，肾虚则气化失司，津液不归正化。患者病位在肾，病性总属本虚标实，肾阴阳两虚为本、水湿内阻为标。处方以六味地黄汤合四君子汤为基础，加益智、覆盆子、肉桂，温补肾阳，以求"阴中求阳"；紫河车为血肉有情之品，补益肾中精血；黄芪补气。患者二诊四肢麻木发凉较为明显，餐后上腹部时有胀痛。方仍以六味地黄汤为基础，加当归、白芍、桂枝、红花、姜黄，行气活血、温经通络；加檀香、木香、黄连、砂仁，行气畅中。

第九节　糖尿病合并肥胖

病案：糖尿病合并肥胖脾虚湿困证

王某，男，30 岁。2017 年 12 月 18 日初诊。

主诉：间断口干、乏力半年。

现病史：半年前患者无明显诱因出现口干、乏力，于当地医院就诊，检查空腹血糖 16mmol/L，诊断为 2 型糖尿病，口服盐酸二甲双胍片（0.5g，每日 2 次），配合消渴丸控制血糖。此后，患者逐渐将盐酸二甲双胍片加量至 1g，每日 3 次，自诉血糖控制不佳。现患者为求进一步诊治，遂来就诊。

刻下症：口干，口黏，乏力，怕冷，头晕，胸闷气短，视物模糊，腰痛，耳鸣，偶有泛酸，腹胀，呃逆，纳可，眠一般，小便有泡沫，夜尿

2～3次，大便不成形（每日1行）。舌暗红，体胖大，苔白厚，脉弦滑。

体格检查：身高175cm，体重130kg，体重与身高的平方的比值（BMI）42.45，血压（BP）145/115mmHg。

辅助检查：空腹血糖12.3mmol/L，尿常规葡萄糖（++++）。

西医诊断：2型糖尿病，肥胖，高血压。

中医诊断：消渴病合并肥胖（脾虚湿困证）。

治法：健脾行气，化痰利湿。

处方：旋覆花12g（包煎），代赭石20g（先煎），厚朴10g，枳实10g，苍术10g，藿香10g，半夏9g，丹参20g，砂仁6g（后下），益智12g，覆盆子12g，紫河车3g（冲服），杜仲10g，桑寄生20g，木香10g，生黄芪20g。30剂，水煎服。

二诊：患者乏力减轻，腹胀缓解，仍口干、怕冷、头晕，时有胸闷气短，腰痛，纳眠可，小便有泡沫，夜尿2～3次，大便不成形（每日1～2行）。舌暗红，体胖大，苔白厚，脉弦滑。

处方：生地黄15g，熟地黄15g，山茱萸12g，茯苓15g，泽泻10g，牡丹皮10g，益智12g，覆盆子12g，紫河车10g（冲服），藿香10g，厚朴10g，枳实10g，苍术10g，半夏9g，丹参20g，砂仁6g（后下）。30剂，水煎服。

按：糖尿病合并肥胖是指在糖尿病的基础上合并体内脂肪堆积过多和（或）分布异常、体重增加的慢性代谢性疾病，其病因未明，是遗传因素、环境因素等多种因素相互作用的结果。陈修园《医学实在易》指出："大抵禀素之盛，从无所苦，惟是湿痰颇多。"痰湿为津液不归正化所致，而津液正常输布有赖肺、脾、肾三脏的气化功能，尤其与脾肾关系更为密切。本证为湿困于脾，脾主四肢、主肌肉，湿浊困遏而肢体困倦乏力；清阳不升而头重如裹；脾喜燥而恶湿，湿困中焦，脾失健运而胸闷腹胀、大便溏薄或泄泻；津不上承则口干；口为脾窍，甜为脾味，湿浊滞留，脾味泛溢而口黏。予以藿朴夏苓汤合旋覆代赭汤加减。方中藿香、厚朴、半夏，化湿行气；旋覆花性温而能下气消痰、降逆止嗳；代赭石质重而沉降，善镇冲逆。二诊时患者乏力减轻，呃逆、腹胀明显缓解，仍口干、怕冷、头晕，时有胸闷气短，腰痛，纳眠可，小便有泡沫，大便不成形。脾虚湿困征象已减轻，遂在健脾化痰利湿的基础上加六味地黄汤及益智、覆盆子，滋阴温阳；紫河车补肾益精。

第十节 糖尿病合并脂肪肝

病案：糖尿病合并脂肪肝肝郁脾虚证

冯某，男，54 岁。2016 年 10 月 25 日初诊。

主诉：间断口干、乏力 5 年余，加重伴右胁下胀痛 1 个月。

现病史：5 年前患者无明显诱因出现口干、乏力，未予重视，同年体检时查空腹血糖 8.7mmol/L，于当地医院诊断为 2 型糖尿病，口服盐酸二甲双胍片（0.5g，每日 2 次），控制血糖。后患者因胃肠道不良反应停药，不规律口服阿卡波糖片，未规律监测血糖。1 个月前，患者无明显诱因出现口干、乏力加重，伴右胁下胀痛，现患者为求进一步诊治，遂来就诊。

刻下症：口干，乏力，右胁下胀痛，情绪激动时尤甚，多汗，偶有头晕，腰痛，纳可，眠一般，大便不成形（每日 1 行）。舌红，苔白厚腻，脉弦滑。BMI：32.0。

辅助检查：空腹血糖 10.3mmol/L，尿常规葡萄糖（++++）。腹部彩色超声示脂肪肝；胆囊壁粗糙。

西医诊断：2 型糖尿病，脂肪肝。

中医诊断：消渴病，胁痛（肝郁脾虚证）。

治法：疏肝健脾，理气化痰。

处方：柴胡 10g，白芍 10g，枳实 10g，苍术 10g，半夏 9g，茯苓 15g，竹茹 10g，郁金 9g，延胡索 10g（冲服），丹参 20g，砂仁 6g（后下），杜仲 10g，荷叶 10g，决明子 12g，生黄芪 20g。30 剂，水煎服。

二诊：患者口干、乏力减轻，右胁下稍有胀痛，偶有头晕，腰痛，纳可，眠差，大便不成形（每日 1 行）。舌淡红，苔白厚腻，脉沉滑。

处方：生地黄 15g，熟地黄 15g，山茱萸 12g，茯苓 15g，泽泻 10g，牡丹皮 10g，益智 12g，覆盆子 12g，紫河车 4g（冲服），丹参 20g，太子参 12g，五味子 10g，麦冬 10g，荷叶 10g，决明子 12g，生黄芪 20g。30 剂，水煎服。

三诊：患者口干、乏力较前减轻，右胁下胀痛缓解，烦躁易怒，时有耳鸣，腰痛，纳可，眠差，多梦，大便不成形（每日 1～2 行）。舌淡红，苔白厚腻，脉弦滑。

处方：生龙骨 30g（先煎），生牡蛎 30g（先煎），珍珠母 30g（先煎），白芍 10g，生地黄 15g，熟地黄 15g，牡丹皮 10g，茯苓 15g，泽泻 10g，益智 12g，覆盆子 12g，杜仲 10g，紫河车 4g（冲服），丹参 20g，砂仁 6g（后下），炒白术 10g，木香 10g，黄连 6g。30 剂，水煎服。

按：糖尿病患者的脂肪肝往往无明显症状，多在体检中发现。本案患者出现了右胁下胀痛的表现，且多于情绪激动时出现。胁肋部为肝经所过，《灵枢》曰："足厥阴之脉，贯膈布胁肋。"肝属木，主疏泄畅达气机，肝郁则气机失畅，不通则痛，故初诊以柴胡疏肝散疏肝理气达郁。患者形体肥胖，乏力明显，且苔白厚腻，一派脾虚痰湿内盛之征，苍术、枳实、半夏、茯苓、竹茹等合用，取温胆汤之意健脾化痰；气助血行，气滞则血瘀，胁肋胀痛虽以气分郁滞为著，但多兼血瘀，加郁金、延胡索、丹参、砂仁，行气活血，通达肝络；荷叶、决明子化浊降脂，均为调脂要药。二诊患者口干、乏力及胁下胀痛缓解，仍有腰痛，脉沉滑，肾阳不足之象渐显，以六味地黄汤加益智、覆盆子为基础，滋阴温阳；紫河车补肾益精；太子参、五味子、麦冬、生黄芪，益气养阴。三诊患者症见耳鸣、多梦、情绪急躁易怒，示肝阳偏亢，以生龙骨、生牡蛎、珍珠母、白芍，镇静柔肝，而肝肾同源，精血相互资生，仍以六味地黄汤加减为基础滋养肾精以抑肝阳；患者大便不成形，苔白厚腻，故加炒白术、木香、黄连，健脾行气燥湿。

第十一节　甲状腺功能亢进症

病案：甲状腺功能亢进症气滞痰阻证

刘某，女，42 岁。2019 年 2 月 12 日初诊。

主诉：反复心慌、手抖 3 年余。

现病史：患者 2015 年 7 月体检发现甲状腺功能异常，在当地医院诊断为甲亢，口服甲巯咪唑治疗，一年后甲状腺功能恢复正常即停药。患者 2017 年 8 月体检发现甲亢复发，现服用丙硫氧嘧啶 50mg，每日 1 次。患者既往患有胆结石。

刻下症：患者心慌，手抖，手脚汗多，颈部有胀痛，脾气急，胁肋部胀痛，二便正常，睡眠差，月经迟 10 天余。舌淡，苔薄白，脉弦。

体格检查：双眼突（–），瞬目反射（–），额纹试验（–），辐辏试验（–），皮肤潮湿（＋），颈部震颤（–），听诊颈部左侧可闻及收缩期动脉杂音（–），右侧（–），心尖部可见亢进，血压 130/80mmHg，心率 80 次 / 分。

理化检查：甲状腺 B 超示甲状腺弥漫性病变，双侧颌下淋巴结可见。甲状腺功能：游离三碘甲状腺原氨酸（FT_3）3.22pg/mL，游离甲状腺素（FT_4）1.4ng/dL，促甲状腺激素（TSH）1.02mIU/L，抗甲状腺球蛋白抗体（aTG）＜ 28μg/L，抗甲状腺过氧化物酶抗体（aTPO）500IU/mL。

西医诊断：甲亢，胆结石。

中医诊断：瘿病（气滞痰阻证）。

治法：疏肝理气，化痰消瘿。

处方：柴胡 10g，生白芍 10g，枳实 10g，夏枯草 10g，山慈菇 10g，牛蒡子 10g，金钱草 10g，鸡内金 10g，海金沙 10g（包煎），郁金 10g，延胡索 10g，当归 10g，太子参 12g，麦冬 10g，炒酸枣仁 10g，丹参 20g，砂仁 6g（后下），香附 10g。共 30 剂，水煎服。

二诊：患者服药后心慌、手抖、颈部胀痛感明显缓解，月经量少，偶有胁肋胀痛，夜尿2次，大便正常。舌红、苔薄白，脉弦数。甲状腺功能：FT$_3$ 3.48pg/mL，FT$_4$ 1.51ng/dL，TSH 1.56mIU/L，aTG 250.6μg/L，aTPO 500IU/mL。

处方：上方去太子参、麦冬、炒枣仁、砂仁，加川芎10g，益母草10g，红花10g，益智10g，覆盆子10g，紫河车6g（冲服）。30剂，水煎服。

三诊：患者服药后无明显不适，月经量少，睡眠安，食纳可，二便调。舌红、苔薄白，脉弦数。甲状腺功能：aTG 250.6μg/L，aTPO 500IU/mL。甲状腺B超示甲状腺弥漫性改变。

处方：红花逍遥片6片，每日3次。中药方剂效不更方，继续服药60剂。

按：由于甲亢患者长期情志不畅，肝气不舒，气郁化火，搏结于颈部，而形成瘿肿。在临床中，甲亢患者合并胆囊疾病的情况较常见。胆附于肝，胆汁来源于肝；肝与胆经络相络属，肝脉下络于胆，胆脉上络于肝；肝与胆存在脏腑表里关系，肝为里，胆为表。因此，肝与胆在生理情况下相互配合、病理情况下相互影响，治疗上往往肝胆同治。柴胡、白芍、枳实，疏肝理气，养阴柔肝，恢复肝的疏泄功能；山慈菇、牛蒡子、夏枯草、半夏，化痰散结；郁金、延胡索、当归、丹参，行气活血调经；太子参、麦冬、炒枣仁、砂仁，滋阴养行血、增水行舟，现代研究证实，养阴生津药物能改善血液流变学异常、减少血小板的消耗和破坏，避免血液高浓状态，有助于血瘀的治疗；金钱草、鸡内金、海金沙，清热利湿、排胆囊结石。诸药合用，共奏疏肝理气、化痰散结之功，以改善患者甲亢的症状并有助于排出胆囊结石。二诊时患者颈部胀痛感明显缓解，月经量少，偶有胁肋胀痛，故中药原方去太子参、麦冬、炒枣仁、砂仁，加川芎、益母草、红花活血行气、祛瘀通络。肝病日久，子病及母，肝肾同病，精血耗伤。对于肝病日久者，林兰常用益智配覆盆子以温肾止遗缩尿，治疗小便频数；紫河车补肾益精，肝肾同治，滋水涵木。三诊时患者无明显不适，月经量少，给予红花逍遥片6片，每日3次，以活血化瘀调经。中药方剂效不更方，继续服药60剂，门诊随诊，病情稳定。

第十二节　甲亢合并肝损伤

病案：甲亢合并肝损伤湿热蕴结证

张某，女，49岁。2020年1月10日初诊。

主诉：间断怕热、心慌1年。

现病史：患者1年前无明显诱因出现怕热多汗，经检查发现甲状腺功能异常，诊断为桥本甲状腺炎合并甲状腺功能亢进症，口服甲巯咪唑（10mg，每日3次）。

刻下症：怕热，心慌，情绪急躁，入睡困难，易醒，大便调（每日2行），咽部痰多。舌淡，苔白腻，脉弦滑。

理化检查：丙氨酸氨基转移酶（ALT）123U/L；天冬氨酸转氨酶（AST）44U/L。

西医诊断：甲亢；肝功能异常。

中医诊断：瘿病（肝郁气滞，湿热蕴结证）。

治法：疏肝理气，养阴清热。

处方：柴胡10g，牛蒡子10g，枳实10g，夏枯草15g，太子参12g，五味子10g，远志10g，炒枣仁12g，郁金10g，延胡索10g，茵陈30g，黄柏10g，大枣10g，丹参20g，炒白术10g，大腹皮15g。30剂，水煎服。

二诊：患者情绪改善，眠差，乏力，偶有心慌，大便偏稀（每日2～4行），体重增加，纳可，咽部少量痰。舌淡，苔白腻，脉弦滑。

处方：柴胡10g，白芍10g，枳实10g，夏枯草15g，牛蒡子10g，山慈菇6g，益智12g，覆盆子12g，半夏9g，浙贝母10g，远志10g，酸枣仁12g。30剂，水煎服。

按：甲亢常可累及多个系统，如循环系统、神经系统、消化系统等。当甲亢患者病变累及肝脏时常可出现肝酶升高，长期服用甲巯咪唑亦可出现肝功能异常。林兰通过中药治疗甲亢合并肝损伤，一方面可大大减少患者的甲巯咪唑用量；同时还可改善患者因西药治疗造成的转氨酶异常升高。林兰认为，本案患者的病位主要在肝、脾；病因是气阴两虚；病理因素有痰浊、湿热等；发病机制主要与肝失条达、痰浊内蕴、湿热蕴结有关。对于此类疾病，林兰在治疗上常以甲状腺疾病的基本方（组成：柴胡、白芍、枳实、夏枯草、半夏、浙贝母、牛蒡子、郁金、延胡索）疏肝理气、软坚散结，治疗控制患者的甲亢病情；同时常配以降酶方（组成：茵陈、黄柏、五味子、大枣）改善转氨酶异常。

第十三节　甲亢合并白细胞减少

病案：甲亢合并白细胞减少肝郁脾虚证

李某，女，47岁。2019年11月29日初诊。

主诉：双腿水肿2个月余。

现病史：患者无明显诱因出现双腿水肿，检查发现甲状腺功能异常，确诊为甲亢，口服甲巯咪唑（5mg，每日3次）。

刻下症：双腿水肿，心慌，手抖，多汗，乏力，大便调，眠一般，多梦，咽部有痰，胸闷，气短。舌淡，苔薄白，脉细数。

理化检查：血常规：白细胞计数（WBC）3.21×10^9/L。

西医诊断：甲亢；白细胞减少。

中医诊断：瘿病（肝郁脾虚证）。

治法：疏肝理气，健脾益气。

处方：茵陈30g，黄柏10g，大枣10g，五味子10g，柴胡10g，半夏9g，白芍10g，枳实10g，夏枯草15g，山慈菇6g，牛蒡子10g，郁金10g，延胡索10g，炒白术10g，木香10g，黄连6g。14剂，水煎服。

二诊：患者双腿浮肿、手抖好转，偶有心慌，怕热多汗，纳可，眠差，大便调。舌淡，苔薄白，脉细数。血常规：WBC 4.15×10^9/L。

处方：柴胡10g，白芍10g，枳实10g，夏枯草15g，半夏9g，浙贝母

10g，牛蒡子 10g，炒白术 10g，茯苓 15g，益智 12g，覆盆子 12g，大腹皮 15g，酸枣仁 12g，党参 15g，郁金 10g，延胡索 10g。30 剂，水煎服。

三诊：患者心慌、手抖明显好转，偶有头晕，情绪可，纳可，眠安，大便调，月经先期，量大。舌淡，苔薄白，脉细数。甲状腺功能：TSH 0.036mIU/L。肝功能：（－）。血常规：（－）。

处方：柴胡 10g，白芍 10g，枳实 10g，夏枯草 15g，半夏 9g，益智 12g，覆盆子 12g，仙茅 6g，淫羊藿 6g，丹参 20g，砂仁 6g（后下），益母草 20g，香附 10g。30 剂，水煎服。

按：甲亢是因甲状腺激素分泌过多而引发的疾病，对机体的各个系统均可产生影响。在血液系统方面，其最常见的影响是白细胞总数减少。此外，使用抗甲亢西药治疗时也可能发生不良反应，如白细胞减少等。这是因为抗甲状腺药物可抑制患者早期骨髓细胞 DNA 合成，并影响蛋白质和核酸的合成，进而引发白细胞减少症。传统升白细胞的西药疗效多不肯定。林兰认为，甲亢合并白细胞减少可归属虚劳范畴，主要为心脾两虚、气血不足所致。其治疗一方面通过减少抗甲状腺药物的用量，以减轻其带来的不良反应；另一方面通过中药治疗，促进白细胞生成。本案患者神疲乏力，心烦少寐，舌淡脉细；病机属气阴两虚，气血亏虚；治当以补气养血，益阴安神。方用林兰治疗甲状腺疾病的基本方（组成：柴胡、白芍、枳实、夏枯草、半夏、浙贝母、牛蒡子、郁金、延胡索）以疏肝理气、软坚散结；同时配以降酶方（组成：茵陈、黄柏、五味子、大枣）以改善转氨酶异常；以党参、白术、茯苓，健脾益气补血；益智、覆盆子，补益肾精。诸药合用，共奏益气补血、疏肝理气之功效。

第十四节　甲亢合并心律不齐

病案：甲亢合并心律不齐肝郁痰结，气阴两虚证

刘某，女，37 岁。2019 年 8 月 5 日初诊。

主诉： 间断心慌、手抖 3 年。

现病史： 患者 3 年前无明显诱因出现心慌、手抖，于当地医院就诊，经检查后诊断为甲状腺功能亢进症，予抗甲状腺药物治疗，症状无明显缓解。此后患者反复出现心慌、手抖，为求进一步诊治，遂来就诊。

刻下症： 心慌，手抖，怕热，多汗，稍有胸闷气短，纳可，眠差，入睡困难，小便调，大便质可（每日 1 行）。舌暗红，苔薄白，脉弦细数。

辅助检查： 心电图：窦性心动过速，心率 105 次 / 分。

西医诊断： 甲状腺功能亢进症；窦性心动过速。

中医诊断： 瘿病，心悸（肝郁痰结，气阴两虚证）。

治法： 疏肝理气化痰，益气养阴。

处方： 柴胡 10g，白芍 10g，枳实 10g，夏枯草 15g，山慈菇 6g，牛蒡子 10g，半夏 9g，浙贝母 10g，郁金 10g，延胡索 10g，太子参 12g，五味子 10g，麦冬 10g，炒枣仁 12g，首乌藤 30g。30 剂，水煎服。

二诊： 患者心慌减轻，偶有手抖，怕热，纳可，眠一般，月经量少，小便调，大便质可（每日 1 ～ 2 行）。舌淡红，苔薄白，脉弦。

处方： 柴胡 10g，白芍 10g，枳实 10g，夏枯草 15g，山慈菇 6g，牛蒡子 10g，半夏 9g，浙贝母 10g，郁金 10g，延胡索 10g，益母草 20g，香附 10g，远志 10g，炒枣仁 12g，首乌藤 30g，龙眼肉 12g。30 剂，水煎服。

三诊： 患者无明显心慌、手抖，怕热减轻，纳可，眠一般，月经量少，有血块，二便调。舌淡暗，苔薄白，脉弦细。

处方： 柴胡 10g，白芍 10g，枳实 15g，夏枯草 15g，山慈菇 6g，牛蒡子 10g，半夏 9g，浙贝母 10g，郁金 10g，延胡索 10g，当归 12g，川芎 10g，生地黄 15g，熟地黄 15g，益母草 15g，香附 10g，丹参 20g。30 剂，水煎服。

按： 患者甲状腺功能亢进症病史已 3 年，目前仍有怕热、心慌、手抖、多汗等症。患者平素肝气不舒，日久郁而化热，致肝火旺盛，故见多汗、手抖、怕热；气机郁滞日久影响津液、血脉运行，津停为痰，血郁为瘀，痰凝、血瘀阻于颈前发为瘿病。治疗以疏肝理气，化痰活血为主。方中以柴胡、白芍、枳实、夏枯草，疏肝理气，兼清肝火；山慈菇、牛蒡子、半夏、浙贝母，化痰散结；郁金、延胡索，活血化瘀。病久火热易耗伤气阴，致气阴两虚、心神失养，故见心慌、气短、入睡困难，以太子参、五味子、麦冬、炒枣仁，益心气、养心阴；首乌藤，安神助眠。患者二诊时心慌、手抖减轻，去太子参、五味子、麦冬，在远志、炒枣仁、首乌藤基础上加龙眼肉，补益心脾、养血安神。甲状腺疾病常引起月经紊乱等，患者月经量少，加益母草、香附、理气、活血调经。患者三诊时诸症减轻，治疗仍以疏肝理气、化痰活血为主，患者月经量少、有血块，示经血不调，加当归、川芎、生地黄、熟地黄、丹参，养血活血调经。

第十五节　甲亢合并消瘦

病案：甲亢合并消瘦肝郁痰结，气阴两虚证

张某，女，39岁。2019年11月15日初诊。

主诉：体重下降、心慌、手抖5个月余。

现病史：患者5个月前无明显诱因出现体重明显下降，心慌，手抖，于某医院就诊，经检查后诊断为甲状腺功能亢进症，予口服甲巯咪唑（10mg，每日2次）。患者连续服用该药20天后出现皮肤过敏、转氨酶升高，遂停用甲巯咪唑。患者为求进一步诊治，遂来就诊。

刻下症：心慌，稍有手抖，近期体重下降3kg左右，乏力，口苦，烦躁易怒，睡眠差，小便调，大便质可（每日1～2行）。舌尖红，苔黄腻，脉弦滑细。

西医诊断：甲状腺功能亢进症。

中医诊断：瘿病（肝郁痰结，气阴两虚证）。

治法：疏肝化痰活血，益气养阴。

处方：柴胡10g，白芍10g，枳实10g，夏枯草15g，山慈菇6g，牛蒡子10g，半夏9g，浙贝母10g，郁金10g，延胡索10g，炒白术10g，广木香

10g，黄连 6g，太子参 12g，五味子 10g，麦冬 10g，炒枣仁 12g，远志 10g。30 剂，水煎服。

二诊： 患者体重未见明显下降，心慌减轻，稍有手抖，情绪尚可，乏力，怕冷，眠差，入睡困难，小便调，大便质可（每日 1 行）。舌淡红，苔白，脉弦细。

处方： 太子参 12g，五味子 10g，麦冬 10g，白芍 10g，柴胡 10g，半夏 9g，夏枯草 15g，枳实 10g，柏子仁 12g，浙贝母 10g，炒枣仁 12g，益智 12g，山慈菇 6g，覆盆子 12g，紫河车 6g（冲服），牛蒡子 12g，丹参 20g，砂仁 6g（后下），郁金 10g。30 剂，水煎服。

三诊： 患者体重较前增加，无明显心慌、手抖，情绪改善，眠差，入睡困难，易醒，小便调，大便成形（每日 2 行）。舌淡红，苔白腻，脉弦滑。

处方： 柴胡 10g，牛蒡子 10g，枳实 10g，夏枯草 15g，太子参 12g，五味子 10g，远志 10g，炒枣仁 12g，郁金 10g，延胡索 10g，茵陈 30g，黄柏 10g，大枣 7 枚，丹参 20g，炒白术 10g，大腹皮 15g。30 剂，水煎服。

按： 患者为中年女性，平素情志不舒，气机不畅，郁久化火，故见情绪急躁易怒、心慌、口苦；阳热生风，风气内动，故见手抖；气滞则津液运行不畅，津凝为痰，气为血之帅，肝郁日久则血行不畅，血郁为瘀，气滞、痰凝、血瘀阻于颈前而为瘿病。故以疏肝理气，化痰活血为基本治法。方中以柴胡、白芍、枳实、夏枯草，疏肝理气，兼清肝火；山慈菇、牛蒡子、半夏、浙贝母，化痰散结；郁金、延胡索，活血化瘀；火热易耗气伤津，而致气阴两虚、心神失养，故见乏力、睡眠差，以太子参、五味子、麦冬、炒枣仁、远志，益气、养阴安神；患者大便次数稍多，苔黄腻，脉弦滑，考虑脾胃气虚，运化无力，郁而化热，以炒白术、木香、黄连，健脾益气，理气清热畅中。二诊患者仍见心慌、手抖、乏力、入睡困难，示气阴两虚，中医方药继续以疏肝化痰活血、益气养阴为主要治法。原方加丹参、砂仁，增行气活血之力；患者怕冷，脉弦细，提示兼有肾阳不足，加益智、覆盆子、紫河车，温肾助阳；大便次数已正常，去白术、木香、黄连。三诊患者体重增加，情绪、心慌较前减轻，继续以疏肝化痰活血，益气养阴为主要治法；目前仍有入睡困难、易醒，而大便每日 2 次，去滋阴润肠之麦冬、柏子仁，防滑肠之弊，加远志宁心安神；舌淡，苔白腻，故以炒白术健脾益气，大腹皮利水以实大便；患者应用抗甲状腺药物后转氨酶偏高，以茵陈、黄柏、大枣，清利湿热，健脾护肝降酶。

第十六节　甲亢合并突眼

病案 1：甲亢合并突眼气滞痰阻证

韩某，男，27 岁。2018 年 7 月 15 日初诊。

主诉：右眼逐渐突出 1 个月余，加重 2 日。

现病史：患者 1 个月前因跟同事吵架后右眼逐渐突出，未引起重视。患者近 2 日右眼突出加重，已于外院眼科行曲安奈德球旁注射治疗，为寻求中医药诊治而来就诊。

刻下症：右眼轻度胀痛，畏光，流泪，食纳可，易生气，偶有胸闷，心跳加快，汗多，心慌，颈部有异物感，手抖，大便次数增加，小便调。

体格检查：右眼突出，眼睑闭合不全，结膜充血、水肿，眼球运动转动受限，瞬目减少（＋），额纹试验（－），辐辏试验（＋），皮肤潮湿（＋），颈部震颤（＋），听诊颈部左侧可闻及收缩期动脉杂音（＋），心尖部可见亢进。血压 120/70mmHg，心率 80 次 / 分。舌红，苔薄白，脉弦。

理化检查：甲状腺 B 超：甲状腺弥漫性病变。眼突测量：右眼 20mm，左眼 14mm，眶距为 100mm。眼眶 CT：双眼下直肌肌腹增粗，肌腱未受影响，球后脂肪增大。甲状腺功能：FT_3 10.05pg/mL，FT_4 17.85ng/dL，TSH 0.001mIU/L，aTG 180μg/L，aTPO 500IU/mL。

西医诊断：甲状腺相关眼病。

中医诊断：瘿病（气滞痰阻证）。

治法：疏肝理气，化痰散结。

处方：柴胡 10g，枳实 10g，白芍 10g，山慈菇 6g，牛蒡子 10g，夏枯草

15g，半夏 9g，浙贝母 10g，玉竹 10g，麦冬 10g，五味子 10g，党参 10g。30 剂，水煎服。

二诊：患者畏光、流泪、心慌、手抖症状明显改善。甲状腺功能：FT_3 2.05pg/mL，FT_4 3.85ng/dL，TSH0.007mIU/L，aTG 189μg/L，aTPO 500IU/mL。眼突测量：右眼 18mm，左眼 14mm，眶距为 100mm。结膜充血、水肿，眼球运动活动受限。舌红，苔黄，脉弦。

处方：原方加菊花 10g，决明子 10g。30 剂，水煎服。甲巯咪唑（10mg，每日 2 次）治疗。

三诊：患者右眼突明显缓解，眼干涩，甲状腺功能 aTG 186μg/L，aTPO 500IU/mL。结膜轻度充血、水肿，眼球运动轻度受限。眼突测量：右眼 15mm，左眼 14mm，眶距为 100mm。舌红，苔黄，脉弦。

处方：原方加石斛 10g，谷精草 10g，当归 10g，熟地黄 15g。30 剂，水煎服。玻璃酸钠滴眼液 0.1mL，点右眼，每日 4 次。

按：甲亢突眼的治疗原则是改善甲状腺功能，减轻突眼，保护视功能，减少并发症的发生。轻度突眼一般在纠正甲状腺功能后缓解，只需定期复诊即可；对中度甲亢突眼处于活动期者，目前主要采用免疫抑制剂和糖皮质激素治疗或局部放疗；重度甲亢突眼需全身使用糖皮质激素，必要时采用眼眶手术治疗。本案患者属于活动期甲亢突眼，所以采用局部注射激素联合中药治疗。曲安奈德是一种长效糖皮质激素，球旁注射可直接作用于眶内炎症部位，减轻全身应用糖皮质激素带来的不良反应，还能延长药物作用时间，有效抑制眶内脂肪组织、眼外直肌、上睑提肌等位置的炎性细胞浸润，从而减轻眼球突出度，改善睑裂高度、眼睑退缩等。本案患者长期情志不畅，肝气不舒，气郁化火，临床表现为急躁易怒、怕热、汗多等症状；又因肝失调达，水湿不运，郁久化热，炼液成痰，痰气交阻，搏结于颈部，形成瘿肿。治法以疏肝理气为主，兼化痰散结。给予四逆散加减方。山慈菇、牛蒡子、夏枯草、半夏、浙贝母，化痰散结；玉竹、麦冬、五味子、党参，益气滋阴。诸药合用可疏肝理气，化痰散结。复诊时患者临床症状及甲状腺指标明显改善，故甲巯咪唑减至 5mg，每日 2 次；原方加菊花 10g，决明子 10g，以疏风散结，清肝明目。三诊时患者右眼突明显缓解，自觉干涩不适，故给予玻璃酸钠滴眼液润目；中药原方加石斛 10g，谷精草 10g，当归 10g，熟地黄 15g，以滋补肝肾、活血明目。

病案 2： 甲亢合并突眼脾肾阳虚，痰湿内阻证

贾某，女，22 岁。2019 年 4 月 10 日初诊。

主诉： 反复心慌、眼突 4 年余。

现病史： 患者 2015 年初无明显诱因出现心慌、眼突，于某医院诊断为甲亢，予口服甲巯咪唑 25mg，每日 1 次治疗。而后病情反复，控制不佳，现已停药。

刻下症： 心慌，右眼突，体重下降 4kg，稍有手抖，易饥饿，纳可，眠差，乏力倦怠，入睡困难，易醒，月经延长，量可，夜尿多，大便不成形，腹胀不适，咽部干，偶有流鼻血。舌红，苔白厚，脉弦数。

体格检查： 右眼突起，瞬目减少（＋），额纹试验（－），辐辏试验（＋），皮肤潮湿（＋），颈部震颤（－），听诊颈部左侧可闻及收缩期动脉杂音（＋），心尖部可见亢进，血压 120/60mmHg，心率 85 次／分。眼突测量：右眼 16mm，左眼 12mm，眶距为 95mm。

理化检查： 甲状腺功能：TSH 0.005mIU/L，FT_3 17.39pg/mL，FT_4 1.05ng/dL，aTPO ＞ 600IU/mL，aTG 899μg/L，促甲状腺激素受体抗体（TRAb）14.82IU/L。甲状腺 B 超：甲状腺弥漫性病变。

西医诊断： 甲亢合并突眼。

中医诊断： 瘿病（脾肾阳虚，痰湿内阻证）。

治法： 温阳健脾，化痰除湿。

处方： 生地黄 20g，熟地黄 15g，山茱萸 10g，茯苓 15g，泽泻 10g，覆盆子 10g，益智 10g，牡丹皮 10g，川厚朴 10g，苍术 10g，黄柏 10g，椿皮 12g，白鲜皮 12g，地肤子 12g，山慈菇 6g，牛蒡子 10g，夏枯草 15g，车前子 20g（包煎）。30 剂，水煎服。

二诊： 患者服药后心慌已缓解，饥饿改善，体重未见明显变化，双目发

胀手抖已愈，纳可，眠差，易醒，夜尿 1 次，白带增多，月经 2 个月未至，大便可。眼突测量：右眼 15mm，左眼 12mm，眶距为 95mm。舌红、苔薄白，脉弦细。

处方：原方加丹参 12g。30 剂，水煎服。

三诊：患者服药后右眼轻度突，畏光、干涩，月经量可，甲状腺功能（﹣）。眼突测量：右眼 14mm，左眼 12mm，眶距为 95mm。舌红，苔薄白，脉弦细。

处方：原方加菊花 10g，谷精草 10g，玉竹 10g。30 剂，水煎服。

按：根据临床表现及实验室检查，患者被诊断为甲状腺相关眼病，属于中医"瘿病"范畴。本病由于肾阳不足，水液失于蒸化，津不上承，则咽干；肾阳亏虚，膀胱失约，则小便多，夜尿尤频；久病伤脾胃，脾为太阴湿土，居中州而主运化，其性喜燥恶湿，湿邪滞于中焦，则脾运不健，且气机受阻，故见眼突、脘腹胀满、食少无味、大便不成形。治法为补脾益肾，化痰祛湿。方药以平胃散合肾气丸加减。平胃散中，苍术入中焦能燥湿健脾，使湿去则脾运有权，脾健则湿邪得化，与川厚朴相伍，行气以除湿，燥湿运脾；覆盆子、益智益肾健脾；肾为水火之脏，内舍真阴真阳，阳气无阴则不化，"善补阳者，必于阴中求阳，则阳得阴助，而生化无穷"，故重用生地黄滋阴补肾生精，配伍熟地黄、山茱萸、茯苓、泽泻、山药，补肝、养脾益精，阴生则阳长；山慈菇、牛蒡子、夏枯草，化痰散结；黄柏、椿皮、白鲜皮、地肤子、车前子，健脾、祛湿清热。诸药合用，能补脾益肾、化痰祛湿。二诊时患者心慌已缓解，饥饿改善，双目发胀，未见手抖，白带增多，月经延迟，故原方加丹参 12g，以活血祛瘀、调经安神。三诊时患者服药后右眼轻度突，畏光、干涩，故原方加菊花 10g，谷精草 10g，玉竹 10g，以滋阴明目。随后门诊复查病情稳定。

第十七节　甲状腺功能减退症

病案： 甲状腺功能亢进症肝郁气滞，气阴两虚证

于某，女，21 岁。2019 年 9 月 2 日初诊。

主诉： 间断乏力、怕冷 1 个月余。

现病史： 患者 2005 年发现甲亢，开始服用药物治疗。2019 年 8 月，患者因怕冷于某医院就诊，经检查确诊为甲减，开始口服优甲乐（50μg，每日 1 次）治疗。

刻下症： 乏力，怕冷，双手肿胀，情绪低落，记忆力减退，偶有心慌，纳眠可，二便调，月经量多，痛经。舌淡红苔薄白，脉弦。

西医诊断： 桥本甲状腺炎；甲减。

中医诊断： 瘿病（肝郁气滞，气阴两虚证）。

治法： 疏肝解郁，益气养阴。

处方： 柴胡 10g，白芍 10g，枳实 10g，夏枯草 15g，山慈菇 6g，牛蒡子 10g，半夏 9g，浙贝母 10g，益智 12g，覆盆子 12g，太子参 12g，柏子仁 10g，酸枣仁 12g，五味子 10g，郁金 10g，延胡索 10g。14 剂，水煎服。

二诊： 患者怕冷、情绪低落好转，眠差，不易入睡，经间期出血。舌暗红，苔薄白，脉弦细。

处方： 柴胡 10g，白芍 10g，枳实 10g，夏枯草 15g，山慈菇 6g，牛蒡子 10g，半夏 9g，浙贝母 10g，益智 12g，覆盆子 12g，当归 12g，益母草 20g，香附 10g，红花 10g，丹参 20g。60 剂，水煎服。

按： 本案患者肝气郁结，疏泄失常，"见肝之病，知肝传脾"；脾肾阳虚，运化失常，气化无权，水湿内停故见双手肿胀；肾阳不足，失于推动温煦，故见乏力、畏寒。方中以四逆散疏肝理脾，夏枯草、山慈菇、牛蒡子、半夏，化痰散结；益智、覆盆子等平和之品补肾助阳；太子参、麦冬、五味子、酸枣仁、柏子仁，益气养心安神，温而不燥，提高免疫力；患者月经不

调，加益母草、香附，理气养血；情绪不佳加郁金、延胡索，疏肝理气。全方重视阴阳并补，共奏疏肝益肾、理气化痰之功。若乏力明显、记忆力减退者，可加黄芪；脱发者，可加何首乌、女贞子、墨旱莲、当归等以益肾养血固发；大便干燥不通者，可加肉苁蓉、决明子、柏子仁等以温阳润肠通便；肢体关节疼痛者，可加杜仲、桑寄生、姜黄、桂枝、鸡血藤、羌活、独活等以温经通络止痛；怕冷明显者可加肉桂、附子，温中散寒；腹胀、消化不良者加砂仁、木香、佛手等，行气调中。

第十八节　甲状腺结节

病案：甲状腺结节肝郁痰结，气阴两虚证

刘某，女，51 岁。2018 年 6 月 11 日初诊。

主诉：颈前部肿胀 2 年。

现病史：患者 2 年前无明显诱因出现颈前部肿胀，于某医院完善相关检查后诊断为甲状腺结节，未予药物治疗。现为求进一步诊治，遂来就诊。

刻下症：颈前部肿胀，生气时加重，偶有胸闷、心慌，烦躁易怒，纳可，眠差，入睡困难，二便调。舌红，苔薄白，有裂纹，脉弦滑。

辅助检查：甲状腺彩超：甲状腺弥漫性病变，右叶多发实性、囊实性结节，右大者 3.1cm×2.0cm，边界清，形态规则；双侧颈部淋巴结可见。

西医诊断：甲状腺结节。

中医诊断：瘿病（肝郁痰结，气阴两虚证）。

治法：疏肝化痰活血，益气养阴。

处方：柴胡 10g，白芍 10g，枳实 10g，夏枯草 15g，山慈菇 6g，牛蒡子 10g，半夏 9g，浙贝母 10g，太子参 12g，五味子 10g，麦冬 10g，柏子仁 12g，炒枣仁 12g，丹参 20g。14 剂，水煎服。

二诊：患者颈前部肿胀，口干、口苦，烦躁易怒，胃脘部胀痛，纳可，眠一般，二便调。舌红，苔薄白，脉弦滑。

处方：柴胡 10g，白芍 10g，枳实 10g，夏枯草 15g，山慈菇 6g，牛蒡子 10g，郁金 10g，延胡索 10g，丹参 20g，砂仁 6g（后下），佛手 10g，檀香 6g。30 剂，水煎服。

三诊：患者颈前部肿胀缓解，稍有口苦，烦躁易怒，胃胀已愈，纳可，眠差，入睡困难。舌红，苔薄白，有裂纹，脉弦细。

处方：太子参 12g，五味子 10g，麦冬 10g，柏子仁 12g，炒枣仁 12g，柴胡 10g，白芍 10g，枳实 10g，夏枯草 15g，山慈菇 6g，牛蒡子 10g，丹参 20g，砂仁 6g（后下），佛手 10g。60 剂，水煎服。

四诊：患者颈前部肿胀减轻，无明显心慌、手抖，偶有手足麻木，纳眠可，二便调。辅助检查：甲状腺彩超示甲状腺弥漫性病变，甲状腺实性结节，右叶 0.6cm×0.4cm，左叶 0.5cm×0.4cm，边界清，形态规则。

处方：当归 12g，白芍 10g，川芎 10g，生地黄 15g，熟地黄 15g，红花 10g，桃仁 10g，柴胡 10g，枳实 10g，夏枯草 15g，山慈菇 6g，牛蒡子 10g，半夏 9g，浙贝母 10g，益智 12g，覆盆子 12g，丹参 20g。60 剂，水煎服。

按：甲状腺结节为颈前有形实邪，宗《素问·至真要大论》中"结者散之""坚者削之"之旨，在治疗上当以消散为主。气机郁滞为有形实邪产生的先导，肝主疏泄气机，故疏肝理气在甲状腺结节的治疗中也尤为重要。本案患者为中年女性，平素情志不舒，气机不畅，郁久化火，故见情绪急躁易怒、心慌；气滞则津液输布失常，津凝为痰；气为血之帅，肝郁日久则血运不畅，而为血瘀。诸因素共同作用，终致气滞、痰凝、血瘀三者相合搏结，交阻壅结于颈前。如《外科正宗·瘿瘤论》云："夫人生瘿瘤之症，非阴阳正气结肿，乃五脏瘀血、浊气、痰滞而成。"方中以柴胡、白芍、枳实、夏枯草，疏肝理气，兼清肝火；山慈菇、牛蒡子、半夏、浙贝母，化痰散结；丹参活血化瘀；火热易耗气伤津，而致气阴两虚，心神失养，故见眠差、舌有裂纹，以太子参、五味子、麦冬、炒枣仁、远志，益气养阴安神。由于甲状腺结节的治疗周期较长，在甲状腺结节的治疗过程中要注重病性的虚实演变。初期以实证为主、以消为主，根据气滞、肝火、痰实、瘀血等病理因素的侧重，或疏或清或消或散。病久则因实致虚，患者后期可出现虚证或虚实夹杂证，较常见气阴两虚证，症见乏力、多汗、失眠，舌红苔少、有裂纹，脉细数等，此时治疗则以益气养阴为主。

第十九节　内分泌相关性不孕不育

病案 1：甲亢合并不孕肝郁气滞证

贾某，女，26 岁。2018 年 4 月 10 日初诊。

主诉：反复心慌，不孕 2 年余。

现病史：患者 2015 年无明显诱因出现心慌、眼突，诊断为甲亢，予口服甲巯咪唑（25mg，每日 1 次）治疗。而后患者病情反复，控制不佳，现已停药。24 岁结婚，未孕，2 次试管婴儿失败。

刻下症：心慌，手抖，颈部肿胀，伴有怕热、汗多、情绪易怒，胁肋胀痛，纳眠可，小便调，大便干，体重无明显改变。

体格检查：双眼轻度突起，瞬目减少（＋），额纹试验（－），辐辏试验（＋），皮肤潮湿（＋），颈部震颤（－），听诊颈部左侧可闻及收缩期动脉杂音（＋），心尖部可见亢进，血压 120/60 mmHg，心率 85 次 / 分。舌体变小，舌质红，舌尖有芒刺，脉细数。

辅助检查：甲状腺功能：FT_3 11.05pg/mL，FT_4 31.85ng/dL，TSH 0.007mIU/L，aTG 207μg/L，aTPO 500IU/mL。甲状腺 B 超：甲状腺弥漫性病变；双侧淋巴结可见。心电图：窦性心律，心动过速 116 次 / 分。

西医诊断：甲亢伴不孕。

中医诊断：瘿病（肝郁气滞证）。

治法：疏肝解郁。

处方：柴胡 10g，枳实 10g，白芍 10g，山慈菇 6g，牛蒡子 10g，夏枯草 15g，半夏 9g，生地黄 15g，熟地黄 15g，牡丹皮 10g，山茱萸 12g，太子参 12g，五味子 10g，紫河车 6g（冲服）。14 剂，水煎服。

二诊：患者服药后心慌减轻，面部痤疮见改善，纳眠可，小便调，大便干（每日 1～2 行）。舌红、苔薄白、脉弦细。

处方：原方加浙贝母 10g，金银花 10g，连翘 10g，蒲公英 12g，紫花地丁 10g。30 剂，水煎服。

三诊：患者 2018 年 6 月 18 日因月经推迟 15 天，在某医院检查发现早孕，目前颈部发紧、心慌、恶心、泛酸水、厌油腻。舌质红、少苔，脉弦滑。

处方：黄芩 10g，炒白术 10g，生黄芪 20g，茯苓 15g，柴胡 10g，杜仲 10g，砂仁 6g（后下）。14 剂，水煎服。

按：根据临床表现及实验室检查，患者被诊断为甲亢伴不孕，属于中医"瘿病"。患者长期情志不畅，肝气不舒，气郁化火，临床表现为急躁易怒、怕热、汗多等症状；又因肝失调达，水湿不运，郁久化热，炼液成痰，痰气交阻，搏结于颈部，形成瘿肿。治法以疏肝理气为主，兼化痰散结。给予四逆散加减方。其中，柴胡、白芍、枳实，疏肝理气、养阴柔肝，恢复肝的疏泄功能；山慈菇、牛蒡子、夏枯草、半夏，化痰散结。中医认为，人体肝肾相关，乙癸同源，肝病日久，子病及母，肝肾同病，精血耗伤，对于肝病日久者，林兰善用紫河车补肾益精，肝肾同治，滋水涵木。气滞痰凝日久化火，耗伤气阴，舌红脉细，故佐以熟地黄、牡丹皮、山茱萸、太子参、五味子，益气养阴。二诊患者服药后肝郁气滞有所缓解，肝气调达，水湿健运，故心慌、面部痤疮有所改善；本病周期比较长，气机郁久化热，原方加浙贝母、连翘、金银花、蒲公英、紫花地丁，以清热化痰、软坚散结。三诊时患者已确诊早孕，伴有恶心、泛酸水、厌油腻等妊娠反应。妊娠早期（12 周前）胎儿的甲状腺激素完全依赖于母体提供，若此时母亲出现甲状腺功能异常，将会对胎儿的生长发育造成不可逆的损害。林兰主张中西医结合治疗妊娠合并甲亢，取长补短，增效减毒，可以改善孕妇的早孕反应，缓解甲亢的高代谢症状，并减少丙硫氧嘧啶的用量及不良反应。她常采用黄连配砂仁、竹茹以清热降逆止呕；砂仁化湿行气，安胎止呕；黄连清热燥湿；竹茹清化热痰、除烦止呕。竹茹得黄连寒清苦降之助，清胃止呕之力大增，并能燥湿化痰，用治早孕反应胃热所致之恶心、干呕、吞酸等症状；竹茹入胆、黄连入心，心胆并治，可收清心胆、化痰浊之功，改善孕妇的心慌心悸、失眠。生黄芪配伍杜仲，可补肾益气安胎；杜仲有补肝肾、强筋骨、安胎的作用；黄芪有益气固表、敛汗固脱、利水消肿之功效。两味药物配伍可改善孕妇疲倦乏力、心慌、汗多等早孕症状。患者随后定期复诊，病情稳定，产下1个健康的足月男婴。

病案2：甲减合并不孕脾肾不足，痰凝血瘀证

张某，女，28岁。2019年7月23日初诊。

主诉：眼睑及双手肿胀6个月余。

现病史：患者2019年初出现晨起眼睑肿胀，双手肿胀，于某医院确诊为桥本甲减、甲状腺结节，口服优甲乐（50g，每日2次）治疗。患者诉正在备孕。

刻下症：晨起眼睑肿胀，双手肿胀，怕冷，乏力，情绪急躁，脱发，纳可，眠安，大便偏稀，腹胀。末次月经2019年7月8日，有血块。舌淡红，苔黄腻，脉弦。

西医诊断：桥本甲减；甲状腺结节。

中医诊断：瘿病（脾肾不足，痰凝血瘀证）。

治法：健脾益肾，活血祛痰。

处方：党参12g，炒白术10g，茯苓15g，半夏9g，木香10g，黄连6g，生地黄15g，熟地黄15g，山茱萸12g，泽泻10g，牡丹皮10g，益智12g，覆盆子12g，紫河车6g（冲服），丹参20g，菟丝子12g，砂仁6g（后下）。7剂，水煎服。

二诊：患者眼睑肿胀、双手肿胀明显好转，怕冷、乏力、脱发好转，情绪改善，纳可，眠安，大便调。月经延期。舌淡红，苔薄白，脉略弦。

处方：生地黄15g，熟地黄15g，山茱萸12g，茯苓15g，泽泻10g，牡丹皮10g，益智12g，覆盆子12g，菟丝子12g，紫河车6g（冲服），当归12g，白芍10g，柴胡10g，夏枯草15g，郁金10g，延胡索10g，丹参20g。14剂，水煎服。

三诊： 患者晨起眼睑稍有肿胀，数分钟后缓解，双手肿胀消失，无怕冷、乏力，脱发好转，情绪可，纳一般，偶有恶心，眠安，大便调。舌淡红，苔薄白，脉略弦。末次月经 2019 年 8 月 17 日，妊娠 4 周余。

处方： 党参 12g，砂仁 6g（后下），茯苓 15g，黄芩 10g，竹茹 10g，杜仲 10g，炒白术 10g。14 剂，水煎服。

四诊： 产后 3 个月余，怕热，稍活动即汗出，情绪可，乏力，脱发，口干，四肢泛发红色丘疹，晚上痒重，胃部不适，眠安，大便干（2 日 1 行）。舌淡红，苔薄白，脉弱。甲状腺功能:(－)。甲状腺 B 超：甲状腺弥漫性病变。

处方： 柴胡 10g，白芍 10g，枳实 10g，夏枯草 15g，半夏 9g，浙贝母 10g，当归 10g，制何首乌 20g，墨旱莲 12g，丹参 20g，益智 12g，覆盆子 12g，太子参 12g，砂仁 6g（后下），生黄芪 20g。14 剂，水煎服。

按： 妊娠期甲状腺功能减退对母体和子代均会产生危害，容易造成不良妊娠结局，子代神经发育异常、智力低下。中医对甲减妊娠并未归属其专门病名，依其临床特征可将其纳于"瘿病""胎漏""胎动不安""胎萎不长"等范畴。其病因主要是禀赋不足、后天失养、体质薄弱等，导致脏腑功能减退，气血生化不足。林兰认为，肾主藏精，肾精充足则胎元安和。甲减妊娠易出现胎漏、胎动不安和胎萎不长，归根溯源是由于肾精虚损，癸水失养。此时应采用补肾培本之法，以提高患者血清甲状腺激素浓度。本案患者为桥本甲减，林兰通过给予小剂量优甲乐口服，配合补肾健脾之法，方以四君子汤、六味地黄加减，配合益智、覆盆子、紫河车等补益肾精之品，使患者甲状腺功能得到很快改善，并增加受孕可能。患者妊娠后，改以健脾和中、补肾安胎之法保胎。患者产后脱发、乏力，为防甲减复发，继续服用林兰治疗甲状腺疾病的基本方加减。方以柴胡、白芍、枳实、夏枯草、半夏、浙贝母，疏肝理气、软坚散结；益智、覆盆子，补益肾精，改善免疫功能；何首乌、墨旱莲，补肾固发；砂仁、丹参，改善胃部不适；黄芪健脾益气。

参考文献

［1］林兰，李鸣镝.糖尿病周围神经病变的中西医研究进展［J］.国际中医中药杂志，2010，32（6）：558-560.

［2］林兰.现代中医糖尿病学［M］.北京：人民卫生出版社，2008.

［3］中医研究院广安门医院内科糖尿病组.糖尿病辨证分型及治疗的初探［J］.北京中医，1980，2（4）：217.

［4］中国中西医结合学会糖尿病专业委员会.中西医结合糖尿病诊疗标准（草案）［J］.中国中西医结合杂志，2005，25（1）：94-95.

［5］中医研究院广安门医院内科糖尿病组.糖尿病辨证分型及治疗的初探［J］.北京中医，1980，2（4）：217.

［6］李鸣镝.林兰辨治甲状腺功能亢进症经验［J］.中国中医基础医学杂志，2011，17（2）：183-184.

［7］林兰，李鸣镝，刘喜明，等.中药甲亢宁治疗阴虚阳亢型甲状腺功能亢进症的临床研究［J］.中国中西医结合杂志，1999，19（3）：144-146.

［8］倪青.著名中医学家林老师学术经验之十二起病隐匿易漏诊误诊辨证施治宜周围神经病交经验标本兼顾：治疗糖尿病周围神经病变经验［J］.辽宁中医杂志，2001，28（8）：451-452.

［9］闫秀峰，倪青，陈世波，等.对林兰糖尿病中医"三型辨证"理论的探讨［J］.中医杂志，2005，46（12）：885-887.

［10］林兰.中医药在糖尿病治疗中的作用［J］.医学研究杂志，2007，36（4）：14-15.

［11］林兰，倪青.2型糖尿病"三型辨证"的理论与实践［J］.科学中国人，2011（9）：78.

［12］梁晓春．糖尿病周围神经病变与消渴兼证"筋痹"及其中医治疗［J］．中国临床医生，2006，34（5）：17-18.

［13］林兰，倪青，董彦敏．糖尿病肾病中西医结合治疗的热点问题述评［J］．医学研究通讯，2000，29（7）：50-52.

［14］林兰，倪青，董彦敏．糖尿病肾病的病因学研究述评［J］．医学研究通讯，2000，29（2）：16-20.

［15］陈惠，倪青．甲状腺功能亢进症证治规律探讨［J］．长春中医药大学学报，2012，28（6）：1023-1024.

［16］林兰，魏军平．中西医结合防治糖尿病研究进展［J］．北京中医，2007，26（10）：635-637.

［17］魏军平．林老师糖尿病三型辨证学术思想渊源与临床经验整理研究［D］．北京：中国中医科学院，2012.

［18］倪青．林兰中西医论治糖尿病组方思路［N］．中国中医药报，2017-10-16（4）.

［19］倪青，董彦敏．林兰治疗糖尿病中药组方经验［J］．中医杂志，2000，41（7）：399-400.

［20］郭小舟，倪青．林老师治疗糖尿病经验介绍［J］．新中医，2010，23（2）：105-106.

［21］任志雄，李光善，倪青．林老师从中医新释甲状腺疾病［J］．世界中医药，2013，12（1）：96-98.

［22］任志雄，李光善，黄达，等．林兰谈甲状腺功能亢进症的中医诊治［J］．中国中医基础医学杂志，2013，19（6）：651-652.

［23］郑亚琳，黄达，林兰．林老师治疗甲状腺疾病经验介绍［J］．新中医，2013，45（9）：175-176.

［24］任志雄，李光善，倪青．林老师诊治甲状腺结节的学术思想［J］．四川中医，2012，30（8）：8-10.

［25］李鸣镝，魏军平，倪青．林老师辨治甲状腺结节的经验［J］．国际中医中药杂志，2012，30（10）：938-940.

［26］颜红梅．改善非酒精性脂肪性肝病可以逆转2型糖尿病吗？［J］．临床肝胆病杂志，2020，36（6）：1213-1216.

［27］FUKUDA T，HAMAGUCHI M，KOJIMA T，et al. The impact of non-alcoholic fatty liver disease on incident type 2 diabetes mellitus in non–overweight individuals［J］. Liver International, 2016, 36（2）: 275–283.

［28］LONARDO A, BELLENTANI S, ARGO C K, et al. Epidemiological modifiers of non–alcoholic fatty liver disease: Focus on high–risk groups［J］. Digestive and Liver Disease, 2015, 47（12）: 997–1006.

［29］顾立飞, 姚莉萍, 汪余勤, 等. 非酒精性脂肪性肝病对 2 型糖尿病患者心脏结构和功能改变的影响［J］. 中华糖尿病杂志, 2016, 8（9）: 541–547.

［30］FANG Y L, CHEN H, WANG C L, et al. Pathogenesis of non–alcoholic fatty liver disease in children and adolescence: From "two hit theory" to "multiple hit model"［J］. World Journal of Gastroenterology, 2018, 24（27）: 2974–2983.

［31］WANG F, YANG C, LONG J, et al. Executive summary for the 2015 Annual Data Report of the China Kidney Disease Network（CK–NET）［J］. Kidney International, 2019, 95（3）: 501–505.

［32］马玉杰, 李灿. 糖尿病肾病发病机制的研究进展［J］. 中西医结合心血管病电子杂志, 2020, 8（31）: 7781.

［33］曾静怡, 鲍晓荣. 糖尿病肾病发病机制的研究进展［J］. 中国中西医结合肾病杂志, 2021, 22（5）: 461–463.

［34］SHI G J, LI Z M, ZHENG J, et al. Diabetes associated with male reproductive system damages: Onset of presentation, pathophysiological mechanisms and drug intervention［J］. Biomedicine & pharmacotherapy, 2017（90）: 562.

［35］宁光, 周智广. 内分泌内科学［M］. 2 版. 北京: 人民卫生出版社, 2018.

［36］赵得发, 滕卫平, 滕晓春. 与 Graves' Disease 发病机制相关的基因研究［J］. 中国全科医学, 2020, 23（8）: 935–941.

［37］Ramos–Leví A M, Marazuela M. Pathogenesis of thyroid autoimmune disease: the role of cellular mechanisms［J］. Endocrinol Nutr, 2016, 63（8）: 421–429.

［38］周鹏, 赵月婷, 陈国芳, 等. 抗甲状腺药物治疗 Graves 病复发风险因素及预测模型的研究进展［J］. 中华内分泌代谢杂志, 2019, 35（12）: 1068–1072.

［39］国家药典委员会. 中华人民共和国药典: 一部［M］. 北京: 中国医药科技出版社, 2020.

［40］任志雄, 李光善, 黄达, 等. 林兰谈甲状腺功能亢进症的中医诊治［J］. 中国

中医基础医学杂志，2013，19（6）：651-652.

［41］张亚.甲亢患者予以西药联合中药夏枯草汤内服治疗的症状转归情况［J］.中国实用医药，2021，16（12）：176-177.

［42］李心爱，祁烁，陈晓珩，等.夏枯草在治疗瘿病中的经验探索［J］.中国医药导报，2020，17（12）：165-168.

［43］钟学礼.全国14省市30万人口中糖尿病调查报告［J］.中华内科杂志，1981（11）：678-683.

［44］Li Y，Teng D，Shi X，et al. Prevalence of diabetes recorded in mainland China using 2018 diagnostic criteria from the American Diabetes Association：national cross sectional study.［J］.BMJ（Clinical research ed），2020，369：m997.

［45］TANG X，YAN X，ZHOU H，et al. Prevalence and identification of type 1 diabetes in Chinese adults with newly diagnosed diabetes［J］.Diabetes Metab Syndr Obes，2019（12）：1527-1541.

［46］郑筱萸.中药新药临床研究指导原则［M］.北京：中国医药科技出版社，2002.

［47］周仲瑛.中医内科学［M］.北京：人民卫生出版社，2008.

［48］林兰.中医药在糖尿病治疗中的作用［J］.医学研究杂志，2007，36（4）：14-15.

［49］陈莉明.肝脏在能量代谢中作用的研究进展：2006年第66届美国糖尿病学会（ADA）年会侧记［J］.国际内分泌代谢杂志，2006（5）：320-322.